县域健康与医药卫生改革

代宝珍　著

国家自然科学基金项目（71774069）研究成果

科 学 出 版 社

北 京

内 容 简 介

医药卫生体制改革是世界性难题，县域是我国医药卫生改革的基本单元。本书以江苏省宜兴市为案例，深入研究县域健康及医药卫生改革相关环节要素及其协同联动效应，旨在总结我国县域健康与医药卫生改革的成果、成效，剖析存在的问题与面临的政策困境，提出有针对性的政策建议，为我国相关部门制定政策提供决策依据，为完善我国医药卫生体制改革策略提供参考信息。

本书采用的研究方法科学、规范，论述深入浅出，语句通俗易懂、可读性强，既可以供公共健康政策、卫生事业管理、健康服务与管理、医疗保障、医药卫生改革等相关领域的研究生、教师、专家学者参考，又可以为广大基层卫生管理人员等开展相关实践提供指引，也可以为相关部门制定和完善相关政策提供信息参考。

图书在版编目（CIP）数据

县域健康与医药卫生改革/代宝珍著. —北京：科学出版社，2022.10

ISBN 978-7-03-070740-6

Ⅰ. ①县… Ⅱ. ①代… Ⅲ. ①县-医疗保健制度-体制改革-研究-宜兴 Ⅳ. ①R199.2

中国版本图书馆 CIP 数据核字（2021）第 246492 号

责任编辑：郝 悦 / 责任校对：贾娜娜
责任印制：张 伟 / 封面设计：有道设计

科学出版社出版
北京东黄城根北街 16 号
邮政编码：100717
http://www.sciencep.com
北京虎彩文化传播有限公司印刷
科学出版社发行 各地新华书店经销

*

2022 年 10 月第 一 版 开本：720 × 1000 B5
2022 年 10 月第一次印刷 印张：7 1/2
字数：160 000

定价：98.00 元

（如有印装质量问题，我社负责调换）

作 者 简 介

代宝珍博士，东南大学教授、博士生导师，江苏省“333 高层次人才培养工程”培养对象，江苏省“六大人才高峰”高层次人才，中华预防医学会卫生事业管理分会委员、江苏省老年学学会青年委员会副主任委员、江苏省医疗保险研究会常务理事、江苏省健康管理学会理事、江苏省卫生经济学会理事等。

代宝珍教授的主要研究领域为医疗保险、社会保障、老年健康、卫生政策与管理等，主持完成国家自然科学基金面上项目、国家自然科学基金青年科学基金项目、江苏省“六大人才高峰”第十一批高层次人才选拔培养资助项目、国家医疗保障局重点项目等数十项课题，在国内外学术期刊发表论文数十篇，出版专著数本。

代宝珍教授主持完成的国家自然科学基金青年科学基金项目获国家自然科学基金管理委员会结题项目绩效评估“特优”，研究成果获江苏省人力资源社会保障优秀科研成果奖一等奖、江苏省教育科学研究成果奖（高校哲学社会科学类）二等奖、江苏省哲学社会科学优秀成果奖三等奖、镇江市哲学社会科学优秀成果奖一等奖、江苏省教学成果奖二等奖等。

研究成果被 *China Daily*（中国）、《商业周刊》（美国）、《参考消息》、*China Medical News* 及参考消息网、健康报网等数十家国内外媒体报道。

前 言

医药卫生体制改革是一项长期、艰巨、复杂的系统工程。随着改革向纵深推进，利益格局深刻调整，体制性、结构性等深层次矛盾集中暴露。同时，随着经济社会进入新的发展阶段，工业化、城镇化、农业现代化、经济全球化及人口老龄化进程加快，城乡居民健康需求不断提升并呈现多层次、多元化等，进一步加剧了有限的卫生资源供给与日益增长的卫生需求之间的矛盾。此外，医药技术创新、重大传染病防控等，对优化资源配置、转变服务模式、合理控制费用和提升管理能力等都提出了更高要求。

医药卫生体制改革顶层设计和制度衔接的关键是“三医联动”，是医疗、医保、医药内部要素之间围绕核心理念和顶层目标形成的关联、匹配与有机衔接。然而，“三医联动”属于跨部门、多学科的复杂系统，相关理论和实践研究严重滞后，医疗、医保、医药三大领域内涵丰富，环节要素众多，且相互影响相互作用机制不清，制约了“三医联动”制度的顶层设计和实践推广，亟须大量基于我国实际国情的理论和实践研究来为进一步推动改革提供决策依据。

县域是我国医药卫生改革的基本单元，系统性梳理我国县域健康和医药卫生改革取得的成果、成效，客观剖析其中存在的问题与面临的政策困境，提出有针对性的政策建议，对于进一步完善我国医药卫生体制改革策略有重要意义。同时，我国东部较发达地区的县域健康和医药卫生改革取得的经验与面临的机遇与挑战对于中西部较不发达地区的县域健康和医药卫生改革推进有重要的启示作用，深入研究我国东部较发达地区县域健康和医药卫生改革实践经验对于推动我国医药卫生体制改革进程和实现“健康中国 2030”规划纲要的目标有重要的意义。

江苏省宜兴市是我国东部较发达地区有一定代表性的县级市，2017 年地区生产总值达 1558.25 亿元，位居中国百强县（市）前十位。2013 年，宜兴市创建成为国家慢性病综合防控示范区，同年成为江苏省首批县级公立医院综合改革试点县（市）之一，2014 年已实现医疗联合体建设全覆盖。本书结合我国近年来医药卫生体制改革相关理论、政策和实践，以县域为研究单位，选择江苏省宜兴市为案例市县开展深入研究，重点考察了宜兴市县域内医疗、医保、医药改革与协同联动状况，书中出现的江苏省及宜兴市相关数据均为笔者调研所得，用严密的事实和数据展现我国县域健康与医药卫生改革相关实践的成果、成效，客观剖析其中存在的问题与面临的政策困境，并提出有针对性的政策建议，为我国相关部门制定政策提供决策依据，为完善我国医药卫生体制改革策略提供参考信息。

目　　录

第1章　绪　　论

1.1　研 究 背 景

医药卫生体制改革（简称医改）是世界性难题。20 世纪 50 年代后，人类疾病谱发生了历史性的转折，由以急性传染性疾病为主转变为以慢性非传染性疾病为主。2003 年暴发的非典型性肺炎（简称非典）疫情带来的公共卫生危机极大地推动了我国医改进程，引发了政府和社会各界对医改的讨论和反思。2006 年 10 月 23 日，中央负责同志在中共中央政治局集体学习时的讲话中指出各级党委和政府都要切实把发展医疗卫生事业、提高人民群众健康水平放在更加重要的位置，走中国特色医疗卫生改革发展道路，加快医疗卫生事业改革发展步伐，努力满足人民群众日益增长的医疗卫生服务需求，并明确提出医改要坚持公共医疗卫生的公益性，强化政府责任。

非典疫情的暴发和成功防控极大地推进了我国医改进程，引发了社会各界对医改成效评估和可持续发展思路的激烈讨论，为形成医改共识奠定了基础。在非典暴发之前，医改主要沿用经济改革的思路，医疗卫生服务商品化、机构私有化等市场化改革是主流。非典后，政府开始重视医疗卫生责任，加大了对医疗卫生领域投入。在非典前 20 年，我国卫生总费用中政府支出的比重呈下降趋势，非典之后的政府卫生投入占比开始回升。2003～2006 年，中国政府积极改善公共医疗设施和应对传染性疾病，2004 年开始建设覆盖全国的传染病网络直报系统，2006 年基本建立了较为完善的疾病预防控制体系。

同时，非典疫情让政府认识到农村医疗卫生体系建设的重要性，在一定程度上也推动了农村居民医疗保障制度的建设进程。尽管非典疫情只是在城市暴发，但社会各界更担心的是公共卫生服务网络和公共卫生服务能力都非常薄弱的农村地区。2002 年 10 月中共中央、国务院颁发了《关于进一步加强农村卫生工作的决定》（中发〔2002〕13 号），提出要对农村贫困家庭实施医疗救助，并逐步建立新型农村合作医疗制度（简称新农合）。2003 年 1 月 16 日，《国务院办公厅转发卫生部等部门关于建立新型农村合作医疗制度意见的通知》（国办发〔2003〕3 号），提出从 2003 年起，各省、自治区、直辖市至少选择 2～3 个县（市）先行试点，取得经验后逐步推开，并明确了目标原则、组织管理、筹资标准、资金管理、医疗服务等基本政策。经过两年试点，2006 年 1 月，卫生部等 7 部门联合下发《关于加快推进新型农村合作医疗试点工作的通知》，提出了到 2010 年基本实现了新型农村合作医疗制度基本覆盖农村居民的目标。胡锦涛同志强调建设覆盖城乡居民的基本卫生保健制度，“各级政府要把医疗卫生事业发展列入经济社会发展规划，确定发展目标和重点，并采取切实有效的措施保证规划的落实”①，新农合的参合率成为各地政府考核的指标之一。

非典疫情也让政府认识到必须坚持“全面的发展观”，“必须统筹经济社会发展”。2002 年党的十六大报告中改革和发展的核心工作仍然是“建成完善的社会主义市场经济体制和更具活力、更加开放的经济体系”②，医疗卫生等民生领域依然是经济建设和经济体制改革的配套工作。2007 年党的十七大报告明确了“加快推进以改善民生为重点的社会建设”，提出了要“建立基本医疗卫生制度，提高全民健康水平”，“要坚持公共医疗卫生的公益性质，坚持预防为主、以农村为重点、中西医并重，实行政事分开、管办分开、医药分开、营利性和非营利性分开，强化政府责任和投入”，“建设覆盖城乡居民的公共卫生服务体系、医疗服务体系、医疗保障体系、药品供应保障体系”，“提高重大疾病防控和突发公共卫生事件应急处置能力。加强农村三级卫生服务网络和城市社区卫生服务体系建设，深化公立医院改革。建立国家基本药物制度”③。

新医改正式拉开帷幕是 2009 年颁布的《中共中央 国务院关于深化医药卫生体制改革的意见》（中发〔2009〕6 号）。2008 年 10 月 14 日，为建立和完善适合中国国情的医药卫生体制，促进人人享有基本医疗卫生服务，逐步解决群众看病难、看病贵问题，不断提高全国人民的健康水平，按照国务院的工作部署，深化医药卫生体制改革部际协调工作小组在深入调研、集思广益的基础上，组织起草了《关于深化医药卫生体制改革的意见（征求意见稿）》。在历时 5 个多月广泛地征集新医改方案相关建议后，2009 年 3 月《中共中央国务院关于深化医药卫生体制改革的意见》（中发〔2009〕6 号）出台。

新医改强化政府责任和投入，突出了基本医疗卫生制度的政府主导和公益性导向。新医改实施至今，取得了诸多实质性进展，如重构和加强了公共卫生服务体系和基层医疗服务体系，初步建立了基本药物制度，并对公立医院改革、医学人才培养、卫生信息化建设、中医发展等许多问题进行了深入探索，并形成了覆盖全民的基本医疗卫生制度。新医改推动的各项改革也引起了国际社会的广泛关注。例如，2013 年 3 月底，我国的传染病监测报告系统对

---

①《胡锦涛在中共中央政治局第三十五次集体学习时强调》，https://news.sina.com.cn/c/2006-10-25/105310322284s.shtml[2021-12-31]。

②《中国共产党第十六次全国代表大会》，http://www.gov.cn/test/2008-08/01/content_1061490.htm[2021-12-31]。

③《胡锦涛在中国共产党第十七次全国代表大会上的报告（全文）》，http://cpc.people.com.cn/GB/64162/64168/106155/106156/6430009.html[2021-12-31]。

于发生在上海和安徽两地的H7N9型禽流感疫情信息的及时发布为世界卫生组织所称道。

新医改的关键在于重建医疗卫生制度，强调政府主导和公益性。医疗卫生涉及的领域很多，包括筹资体系、医疗服务和公共卫生体系、监督管理体系，以及配套的药品耗材体系和专业人才培养体系[1]。医疗保障制度改革、医疗卫生体制改革与药品流通体制等都是新医改的主要构成部分。对比新医改前后可以发现，新医改的目标逐步由提升基本医疗卫生公平可及性到实现“健康中国”与全民健康覆盖，改革方式由医疗机构改革、基本医疗保障制度与药品生产流通体系健全完善逐步转为“三医”的协同联动。随着新医改的不断推进，“三医”需要在整体性、系统性和协调性方面联动，已经成为广泛共识。

“三医联动”源自福建三明等地的医改实践，被公认为建立“覆盖城乡居民的中国特色基本医疗卫生健康制度”、完善“全面医保体系”、实现“健康中国”的基本路径。其核心要义是统筹推进医疗、医保、医药改革，形成合力，优化医疗健康服务，治理药品耗材价格费用虚高，实施医保战略性购买，保障人民群众健康福祉。2000年7月，上海市开展了“三医”改革试点，发现“同时改革”并不能有效解决根本性问题，2002年4月上海市提出了“联动改革”的思路。2007年7月国务院颁发的《关于开展城镇居民基本医疗保险试点的指导意见》（国发〔2007〕20号）中明确提出继续完善各项医疗保障制度，协同推进医疗卫生体制和药品生产流通体制改革[2]。

医疗保险作为医疗消费的财务分担机制，能够缓解医疗风险带来的经济损失，并且可以使那些原本没有能力就医的人得到及时的医疗服务。因此，高效的医疗保障制度是获得高质量医疗服务、提高健康水平的重要途径。通过构建基本医疗保险制度，维护公民的健康权利，是政府的基本职责之一，也是我国医疗卫生事业多年来致力于实现的目标。2019年，参加全国基本医疗保险制度（城镇职工基本医疗保险、城镇居民基本医疗保险、新农合）的总人数为135 407万人，参保率稳定在95%以上，全国基本医保基金（含生育保险）总收入24 421亿元，比2018年增长10.2%[3]。2020年，参加全国基本医疗保险制度（城镇职工基本医疗保险、城镇居民基本医疗保险、新农合）的总人数增至136 131万人，参保率继续稳定在95%以上，全国基本医保基金（含生育保险）总收入24 846亿元，比2019年增长1.7%[4]。我国基本医疗保障制度为全球覆盖人口最多、基金增幅最快的基本医疗保障制度。

针对基本医疗保障制度建设中暴露出的制度“碎片化”等突出问题，2018年党中央、国务院将原来分散的医疗保障相关事务的管理职责集中，组建国家医疗保障局，并赋予其11项主要职责。其中，推进“三医联动”改革，更好地保障人民群众就医需求、减轻医药费用负担，是国家医疗保障局“职能转变”的重要组成部分，并被纳入国务院深化医药卫生体制改革 2019 年重点工作任务，要求统筹推进县域综合医改，加强医疗、医保、医药及公共卫生等改革集成创新试点。

2012 年 3 月，《国务院关于印发“十二五”期间深化医药卫生体制改革规划暨实施方案的通知》(国发〔2012〕11 号）指出：自 2009 年 4 月深化医药卫生体制改革启动实施以来，取得了明显进展和初步成效。覆盖城乡全体居民的基本医疗保障制度（以下简称“基本医保”）框架初步形成，国家基本药物制度初步建立，政府办基层医疗卫生机构全部实施基本药物零差率销售，覆盖城乡的基层医疗卫生服务体系基本建成，2200 多所县级医院和 3.3 万多个城乡基层医疗卫生机构得到改造完善，基本公共卫生服务均等化水平不断提高，国家重大公共卫生服务项目全面实施。城市公立医院改革试点积极推进，并于 2012 年启动县级公立医院综合改革，实施公立医院药品“零差率”销售，以及基金统筹地区医疗保险支付制度改革等。2012 年 10 月，《国务院关于印发卫生事业发展“十二五”规划的通知》(国发〔2012〕57 号）深刻指出：“随着医改的推进，深层次的体制矛盾、复杂的利益调整等难点问题进一步显现，改革已进入‘深水区’。医疗保障制度建设有待进一步加强，基本药物制度还需巩固完善，公立医院改革需要深化拓展。”[5]

“三医联动”已经成为我国深化医药卫生体制改革的关键性制约环节。2018 年 3 月，国务院机构改革方案公布，将推进医疗、医保、医药联动改革（即三医联动）列入国家医疗保障局职能转换重要内容，要求国家卫生健康委员会、国家医疗保障局等部门在医疗、医保、医药等方面加强制度、政策衔接，建立沟通协商机制，协同推进改革。虽然全国各地自主开展了诸多实践探索，但尚没有“公认”模式，更是缺乏“三医联动”改革机制和路径图的系统研究。

医药卫生体制改革顶层设计和制度衔接的关键是“三医联动”，是医疗、医保、医药内部要素之间围绕核心理念和顶层目标所形成的关联、匹配与有机衔接，必须有整体性、协调性、综合性，才能全面解决问题的顶层设计。然而，“三医联动”属于跨部门、多学科复杂系统，相关理论和实践研究严重滞后，医疗、医保、医药三大领域内涵丰富，环节要素众多，相互影响相互作用机制不清，制约了“三医联动”制度的顶层设计和实践推广，亟须大量基于我国实际国情的理论和实践研究来为进一步推动改革提供决策依据。

“天下之治始于县”，中国县域面积占国土面积的 90%以上，县域人口占全国总人口的 70%左右，在中国的经济社会发展中，县域发展占有特殊的重要地位，从某种程度上说，县域发展是衡量中国发展的最重要的标志[6]。一般而言，县域具有地域特色，这种地域特色与其地理区位、历史人文、特定资源相关联，诸多理论和方法在运用时都需要结合中国县域的具体情况，特别是县域健康和医药卫生改革领域，医疗、医保、医药内部相关要素的联动和发展规律等都有待进一步探索和挖掘。

县域是一个区域概念。县域具有一个特定的地理空间，是以县级行政区划为地理空间的，区域界线明确。根据民政部发布的《2019年5月中华人民共和国县以上行政区划代码》，全国（不包括港澳台）除市辖区和林区、特区以外，共有1879个县级行政区划，包含375个县级市、1335个县、117个自治县、49个旗、3个自治旗。《2019年县域经济高质量发展指数研究成果》显示，中国县域经济总量已达39.1万亿元人民币，约占全国的41%。

《中国县域经济发展报告（2020）》显示，2020年全国综合竞争力百强县（市）：全国百强县（市）主要分布于17省（市），其中苏浙鲁三省百强县（市）数目达57个；浙江超过江苏，百强县（市）数目居第一位，达到24个，比2019年增加3个。从2020全国综合经济竞争力整体实力来看，全国百强县（市）GDP总和955 645亿元，占全国的9.6%；地方一般公共预算收入总和7188亿元，占全国一般公共预算收入的3.8%，占全国地方一般公共预算收入的7.1%。在该报告列举的2020年全国综合经济竞争力十强县（市）名单中，江苏省宜兴市位列第八。

医药卫生体制改革是一项长期艰巨复杂的系统工程。随着改革向纵深推进，利益格局深刻调整，体制性、结构性等深层次矛盾将集中暴露。同时，随着经济社会进入新的发展阶段，工业化、城镇化、农业现代化、经济全球化及人口老龄化进程加快，以及城乡居民健康需求不断提升并呈现多层次、多元化等，进一步加剧了有限的卫生资源供给与日益增长的卫生需求之间的矛盾。此外，医药技术创新、重大传染病防控等，对优化资源配置、转变服务模式、合理控制费用和提升管理能力等都提出了更高要求。

县域是我国医药卫生改革的基本单元，系统性梳理我国县域健康和医药卫生改革取得的成果、成效，客观剖析其中存在的问题与面临的政策困境，提出有针对性的政策建议，对于进一步完善我国医药卫生体制改革策略有着重要意义。同时，我国东部较发达地区的县域健康和医药卫生改革取得的经验与面临的政策困境对于中西部较不发达地区的县域健康和医药卫生改革的推进具有重要的启示作用，深入研究我国东部较发达地区县域健康和医药卫生改革实践经验对于推动我国医药卫生体制改革进程和实现“健康中国2030”规划纲要的目标有着重要的意义。

江苏省宜兴市是我国东部较发达地区具有一定代表性的县级市，2017年地区生产总值达1558.25亿元，位居中国百强县（市）前十位。2013年，宜兴市创建成为国家慢性病综合防控示范区，同年成为江苏省首批县级公立医院综合改革试点县（市）之一，2014年已实现医疗联合体建设全覆盖。本书结合我国近年来医药卫生体制改革相关理论、政策和实践，以县域为研究单位，选择江苏省宜兴市为案例县（市）开展深入研究，重点考察宜兴市县域健康及医疗、医保、医药改革与协同联动现状，用严密事实和数据展现当前我国县域健康与医药卫生改革相关实践的成果、成效，客观剖析其中存在的问题与面临的政策困境，提出有针对性的政策建议，为我国相关部门制定政策提供决策依据。

1.2 研究目的

本书结合我国近年来医药卫生体制改革相关理论、政策和实践，以县域为研究单位，选择江苏省宜兴市为案例县（市）并开展深入研究，全面深入了解宜兴市县域健康及医疗、医保、医药改革与协同联动现状，收集近年来宜兴市县域健康与医疗、医保、医药改革相关政策文件和相关运行数据，剖析宜兴市县域健康和医药卫生改革成果和成效、取得的经验与面临的政策困境，提出有针对性的政策建议，旨在为我国县域健康与医药卫生相关联动改革积累实践证据，为完善我国医药卫生体制改革策略和推进“健康中国 2030”提供参考信息。

1.3 研究意义

县域是我国医药卫生改革的基本单元，深入研究和及时总结我国东部较发达地区县域健康和医药卫生改革取得的经验与面临的政策困境对于中西部较不发达地区的县域健康和医药卫生改革的推进具有重要的启示作用，对于推动我国医药卫生体制改革进程和推进“健康中国 2030”也有重要的意义。

结合我国近年来医药卫生体制改革相关理论、政策和实践，本书以县域为单位，选择江苏省宜兴市为案例县（市）开展深入研究，剖析医疗、医保和医药领域的若干环节要素，以初步探索其相互影响、作用机制和协同联动效应等，可为我国县域健康与医药卫生相关联动改革积累实践证据，对于构建和发展我国特色的县域健康与医药卫生改革相关理论具有一定借鉴意义，同时对于丰富和发展全球医疗保障与医药卫生改革相关理论也有一定启示意义。

1.4 研究方法

1.4.1 案例研究

系统性收集宜兴市县域内社会、经济、人口与健康等基本情况相关资料，同时对宜兴市县域医疗、医保和医药相关机构进行现场调研，收集宜兴市县域医药卫生改革相关运行数据，结合半结构性知情者访谈资料分析结果，全面掌握宜兴市医疗、医保、医药改革现状及“三医联动”基本情况，剖析宜兴市县域健康和医药卫生改革成果和成效、取得的经验与面临的政策困境。

1.4.2 文献查阅

系统性梳理近年来国家、江苏省、无锡市、宜兴市等有关县域健康与医药改革的理论、文献、政策文件和报告等，剖析国家、江苏省、无锡市和宜兴市等各层面的医保、医药、医疗改革相关政策变迁历程及改革进程。

1.4.3 现场调查

制定机构调查表，对宜兴市医疗保障局进行机构调查，收集近年来基本医疗保险相关运行数据（筹资、支出、结余、参保人数等）。同时，对宜兴市卫生健康委员会、宜兴市人民医院、宜兴市和桥医院等机构进行调查，收集宜兴市各级医疗机构卫生资源配置情况及医疗卫生服务提供情况（住院和门急诊服务人次、财务收支结构等）。

1.4.4 知情者访谈

制定半结构访谈提纲，对宜兴市长期在医保、医药、医疗改革领域的相关专家和知情者进行面对面半结构访谈。主要访谈内容包括：近年来宜兴市在医保、医药、医疗改革实践中取得的经验，已经取得的成效，目前还存在的问题和困境，产生问题的主要原因，将来拟采取的进一步改革措施等。

第 2 章　国内外研究概述

2.1　概念及理论研究

2.1.1　概念界定情况

1. 县域

县是一个行政上的概念，作为行政区划，该名称始于春秋时期，秦始皇统一中国时推行郡县制，成为县制正式设置的开端，至今在我国已有两千多年的历史。“县”在《现代汉语词典》中的解释为：“行政区划单位，由省、自治区、直辖市或自治州、省辖市领导。”“域”在《现代汉语词典》中的解释为：“在一定疆界内的地方；泛指某种范围。”[7]

县域是一个综合性概念，县级政府是县域内的政治、经济和社会事务的主导，既要与国家要求具有同一性，又要结合自己的实际，在经济社会发展中具有相对的独立性。《2006 中国县（市）社会经济统计年鉴》对“县域”的内涵做了进一步解读，指出县域包括全国除香港特别行政区、澳门特别行政区和台湾地区以外的县（旗）、县级市和上报资料完整的市辖区，其中县级市包括自治县、旗、自治旗、特区和林区[8]。

县域也被定义为以县级行政区（包括县级市、旗等）划分的、具有独立规划和财政职能的、县级政府所管理的具有地域特色和功能的地理空间[9, 10]。由此可见，县域是我国经济、社会、行政管理的基本单元，它处于宏观与微观、上层与基层的衔接点，是城市与乡村的接合部，无论是在经济改革、社会改革、行政改革中，还是在医疗保障和医药卫生改革中，都需要重视县域改革，将自上而下和自下而上相结合，最大限度地发挥县域在改革进程中的衔接作用。

2. 医药卫生改革

医药卫生改革重在医药卫生体制改革。医药卫生体制范畴复杂，体系庞大，以维护和提高人民群众身心健康为最高目标，以医药卫生服务提供为重点，逐步在医、药、患和政府之间，形成各部门、各环节相辅相成、相互制约、协调共生的多层面的权责利配置规则体系。医药卫生制度主要由医药卫生四大体系和八项支撑组成。基本医药卫生制度四大体系主要包括公共卫生服务体系、医疗服务体系、医疗保障体系、药品供应保障体系。为保障四大体系规范有效运行，各级政府建立了八项支撑制度实施干预政策，从医药卫生管理、运行、投入、价格、监管、人才体制机制、信息、法制等八方面建设入手，在提供基本医药卫生服务的同时承担监管和保障责任。

改革是社会发展的强大动力。改革一般包括对政治、社会、文化、经济做出的改良革新[7]。医药卫生体制改革是以人民健康为中心，在“健康中国”国家战略的指引下，坚持以人为本，针对人民群众日益增长的医药卫生服务需求、医药卫生领域发展新趋势及出现的新挑战，不断开拓创新，紧密围绕构建与国情相适应的医药卫生体制所展开的一系列举措和改进[11]。

3. 医疗保障改革

医疗保障是现代政府职能的重要组成部分，是通过立法途径规定国家、企业和个人之间的权利与义务关系，动员全社会的医疗卫生资源，筹集和支付医疗保障基金，并通过组织有效的卫生服务提供和医疗物资提供，包括药品、疫苗和医疗器械等必要的物资保障，最大限度地分担社会成员的疾病风险，保障人群健康的重要社会保障制度安排[12]。

医疗保障分为基本医疗保障与补充性医疗保障。基本医疗保障是指法定的医疗保障项目，即基本医疗保险和医疗救助[13]。现行的基本医疗保险制度包括城镇职工基本医疗保险、城镇居民基本医疗保险和新型农村合作医疗保险三项制度。医疗救助是指国家和政府对患有重大疾病的城乡贫困居民家庭的医疗费按一定标准给予补助，以缓解其因疾病而造成家庭生活困难。除此之外的医疗保障项目均为补充性医疗保障，包括保险企业、互助合作保险机构办理的医疗保险，以及慈善组织和慈善人士开展的医疗救助和医疗服务等。

根据 2020 年 2 月 25 日《中共中央 国务院关于深化医疗保障制度改革的意见》[14]，到 2030 年，全面建成以基本医疗保险为主体，医疗救助为托底，补充医疗保险、商业健康保险、慈善捐赠、医疗互助共同发展的医疗保障制度体系。医疗保障制度改革即在党的领导下，剖析医疗保障制度发展面临的现存问题、把握新时代背景下人民群众对医疗保障的需求，对支付方式改革、完善医药价格形成机制和医保谈判购买机制等方面进行探索和实践，从而发挥医疗保障在“三医联动”中的杠杆调节作用，最终实现分担社会成员的疾病风险、保障人民群众健康的制度目标。

2.1.2 相关理论基础

1. 政府职能理论与公共产品理论

计划和市场是社会资源配置的不同方式，是发展经济的不同手段，如何正确处理好政府与市场的关系一直是各国政府职能改革中的难题。政府在依法对国家政治、经济及社会公共事务进行管理时所承担的职责和其具有的功能，集中体现了公共行政活动的基本内容和方向。但是，政府的职能并非一成不变，它与本国的政治、经济、文化的发展状况息息相关。

西方政府职能理论经历了数个时期的演变。自由经济时期，亚当·斯密提出了“守夜人”政府理论。该理论肯定了市场的作用，强调政府承担“守夜人”角色，政府职能仅限于安全、司法、公共机构和公共安全，不介入经济活动。19世纪末期，资本主义开始朝着垄断方向发展，整个社会的阶级矛盾日益激化，不断爆发经济危机，“守夜人”政府理论、自由放任的经济政策与社会发展需求相脱离，在整个经济发展中出现政府失灵状况。由于市场存在不完全竞争、信息不均等、外部影响等各项因素，市场机制出现了无法有效配置资源的失灵现象，整个社会陷入了无序状态[15]。

20世纪30年代，凯恩斯主义理论兴起，提倡政府对经济生活全面干预。20世纪70年代，经济发展停滞和通货膨胀的出现引发了人们对凯恩斯主义的重新思考，由此诞生了新自由主义理论。新自由主义理论主张减少政府职能，利用市场和社会力量提供公共服务[16]。20世纪90年代后市场的自发性、盲目性、滞后性充分暴露，新自由主义理论得到发展，该理论认为政府必须对经济进行适当干预，并加强社会责任。

为缓解因市场失灵而导致的公共利益受损的问题，公共产品理论应运而生，其基本理论观点为：按照消费性质可以将社会上的产品（服务）分为私人产品和公共产品两类。公共产品具有不同于私人产品的特征，即非竞争性、非排他性及不可分割性。非竞争性是指一个使用者对该物品的消费并不减少它对其他使用者的供应，换句话说，能将产品效用扩展于他人的成本为零；非排他性指的是一个人在消费这类产品时，无法排除他人也同时消费这类产品，即产品并不为固定的消费对象所占有；而不可分割性主要是就其效用而言的，指公共产品为社会公众所共同享有和消费，不能被进行量上的划分[17]。由于公共产品具有上述三个方面的特征，公共产品不可能像私人物品那样可以带来巨大的经济效益。在市场经济条件下，公共产品如果通过市场机制的作用由私人自愿提供，会很难实现公众公共利益。公共产品理论认为，为了避免公共利益受损、给市场失灵“补位”，公共产品还是得靠公共部门提供[18]。

马克思主义政府职能理论认为作为上层建筑的政府具有服务社会的职责，为社会经济服务将上升为无产阶级政府的主要职能[19]。中华人民共和国成立以来，我国政府职能根据国家和社会发展需要经历了从政治职能到经济职能，再到社会职能的转变，逐渐形成了以“宏观调控、市场监管、文化建设、社会管理、生态环境保护”为核心的政府职能结构。为全社会提供公共服务，保障人民基本健康权是政府的职责所在。因此，要按照公共服务均等化的原则，逐步构建起惠及全民的基本公共服务体系，一方面要不断增加公共服务的总量，另一方面要不断优化公共服务的结构和布局，扩大公共产品和公共服务的覆盖范围，以发展社会事业和解决民生问题为重点，向农村、基层、欠发达地区倾斜，逐步解决公共服务总量不足和配置不均衡等问题。为了实现全面健康与健康中国的目标，政府在全面深化医药卫生体制改革中承担主导责任。

同时，随着社会经济的飞速发展和人民生活水平的极大提高，人民群众日益增长的健康需求与医药卫生领域发展不平衡、不充分之间的矛盾日益明显，这也要求我国政府必须采取积极的应对措施，通过制定相关政策并推进落实，对整个医药卫生和医疗保障领域进行宏观调控，在坚持政府主导地位的同时，充分发挥市场资源配置的优势，调动市场潜力和发展动力，以满足人民群众对医药卫生服务的多层次多元化需求。

2. 系统理论与协同理论

系统理论思想起源于18世纪末至19世纪上半叶。古典系统哲学认为，物质世界是以系统的形式存在的，自然界的一切组织都可以看作一个系统。19世纪20年代起，美籍生物学家贝塔朗菲试图把哲学、心理学及神经生理学等学科的理念和原则综合起来，构建一个能为各门学科一起使用的理论。随着世界的发展不断复杂化，贝塔朗菲指出，现代技术和社会变得十分复杂，人们被迫在一切知识领域中运用整体和系统的概念去处理复杂性的问题。1937年，贝塔朗菲提出了一般系统论原理，认为生命有机体都是一个完整的系统，系统之间不断处于变化之中，各个系统都是一个更大的系统的子系统[20]。

系统理论在关注个人发展的同时也关注与之相关联的环境因素，认为构成系统的各个部分相互联结，共同组成一个有秩序的稳定模式，并特别强调结构的平衡和最佳稳定状态[21]。此后，系统理论广泛地应用于社会工作领域，并对社会工作产生了巨大的影响，系统理论也成为当时社会工作最普遍的理论架构。随着系统理论得到不断应用，其在实践中不断检验、日益完善，系统被普遍认为由若干要素以一定结构形式联结构成的具有某种功能的有机整体。近年来，系统论的方法学不断拓展，并被运用到生态、经济、政治等多个领域[22]。

协同理论是系统科学的一个重要分支，由德国著名物理学家哈肯创立于20世纪 70 年代，与突变理论和耗散结构理论并称为现代三大系统理论。哈肯提出的协同理论建立在系统论的基本观点之上，可以大致概括为以下三个内容：①协同效应，指系统内部子系统相互作用产生的整体效应，通俗来说，就是“1+1＞2”。所有开放和复杂的系统都存在着协同作用，在物质的聚集态或能量及信息的作用下达到某个临界值，使系统发生质变，系统从无序变为有序，形成稳定结构，产生协同效应。②支配原理，简单来说是序参量支配子系统行为，快变量服从慢变量。序参量是处于主导地位的变量，快变量就是快速变化的组态，慢变量是指缓慢变化的组态。系统在非平衡状态下，序参量决定系统动力方向，其他变量的行为由序参量支配。支配原理理论认为系统内演进变化由慢变量支配快变量的行为，随慢变量变化而变化。③自组织原理指系统在没有外部组织指令和组织作用的情况下，内部子系统或组成部分之间能够自发形成稳定结构，解释了在物质流、能量流和信息流变化的情况下，系统会自发适应变化，通过子系统之间的协同作用，快变量与慢变量相互促进、相互约束，系统从非稳定态逐渐演变为稳定态，形成新的时间、空间或功能有序结构[23, 24]。

医疗卫生体制改革是一项巨大的社会工程，每项改革内容都极为复杂，任务艰巨，涉及公共卫生服务体系、医疗服务体系、医疗保障体系、药品供应保障体系（后三者构成基本医疗卫生制度）。仅对其中一方面进行改革不可能实现改革目标，应该把所有问题考虑为一个整体。根据一般系统理论，“三医联动”打破了传统的单纯局限于基本医疗服务提供体系、药物流通管理体系、医疗保障体系等某一领域或割裂三医之间的内在联系的一项顶层制度设计[25]，属于复杂系统的研究范畴。“三医联动”各子系统间通过补偿机制、支付制度、定价机制、分配制度、监督机制等将基本医疗服务提供体系、药物供应保障体系、基本医疗保障体系三者联动互通，达到整个基本医疗卫生制度的良性循环，是推动基本医疗卫生制度走向有序的内部要素协同机制[26]。

一方面，基本医疗卫生体系内部各关键子系统要发挥协同效应。各子系统间以共同目标为导向，协同有机运作，最终促成系统发挥“1+1＞2”的作用。另一方面，完善基本医疗卫生制度需要政府、市场、社会乃至公民个人等多方力量的协同和参与。换言之，通过有效整合制度创新资源和要素，突破主体间的壁垒，充分释放彼此“人才、资本、信息、技术”等制度创新要素的活力而实现深度合作，才能最终达到完善基本医疗卫生制度，实现“人人享有基本医疗”。运用协同理论来分析医疗卫生制度改革，能够更加全面、立体地剖析制度本身和制度环境，深入挖掘医疗卫生制度改革中可能存在的各类问题，有助于解决公众“看病难、看病贵”的问题，维护公众基本健康权利，提升国民整体健康素质，促进国家的长治久安。

在县域健康与医药卫生改革中，即使是作为子系统的县域医疗服务体系也是众多复杂的系统要素在相互作用的过程中逐渐形成的复杂系统。该系统既包括医疗信息系统、药品设备供应系统、医疗保险系统、医务人员培训系统等众多子系统，同时存在患者、医疗机构、政府部门、医保经办机构等多个相关利益体。根据协同理论和一般系统理论对系统的整体性及动态平衡性的要求，只有系统中各要素相互关联、协调一致，才能发挥“整体大于部分之和”的效应，同时系统及其子系统通过边界与外部系统进行能量、信息的交换，以此保持系统的动态平衡。

以县域医疗服务体系为例，它是以行政县为区划范围所形成的医疗服务提供系统。作为一个完整的系统，其最理想的状态应该是整体大于部分之和。计划经济时代，政府的干预保证了各级医疗机构的分工协作，但在市场经济体制下，竞争机制的引入，使得许多医疗机构只专注自身利益而忽视机构本身的功能定位，医疗服务体系改革大多是“分级式”进行的，即某个时期建设县级医疗机构，某个时期建设乡村卫生机构，各要素独立改善而不是系统整体逐步改善[27-30]，最终无法实现医疗卫生资源的最佳配置状态。因此，在县域医疗服务体系中，要使整个体系达到协调匹配，就必须注意系统的整体性、关联性和平衡性。此外，县域医疗服务体系与外界其他系统之间也存在着物质或信息的交换，同时系统外部政治、经济、技术和法律等因素的影响同样会引起系统内部组织机构的变革，推动整个系统产生新的组织功能和作用，最终县域医疗服务体系将适应国家医药卫生体制改革要求并逐渐成为国家医药卫生体制改革向纵深发展的重要条件和有力支撑。

2.2　国内外研究进展

中华人民共和国成立后，我国农村地区不断探索建立了不同形式的农村医疗保障制度。1950 年前后，为解决广大农民无医无药问题，原东北各省采用了合作制和群众集资，举办合作性质的基层卫生组织，建立了一批医药合作社。在 1955 年农业合作化高潮时期，以山西省高平县米山乡（现为山西省高平市米山镇）为代表的联合保健站最早实行“医社结合”，并采取由社员群众出“保健费”和由生产合作社出公益补助结合的办法建立了集体医疗制度[31]。这是较早的一批以集体经济为基础，集体与个人相结合、互助经济的集体保健医疗站、合作医疗站或统筹医疗站，是我国农村合作医疗的雏形。

1959 年 11 月，全国农村卫生工作会议在山西省稷山县召开，会议充分肯定了人民公社社员集体保健医疗制度，并将不同形式的保障制度统一称为农村合作医疗制度。“合作医疗”制度、合作社的“保健站”和“赤脚医生”队伍，成为新中国解决广大农村缺医少药的三件法宝。截至 1977 年底，全国 90%的生产大队实行了合作医疗，农村人口覆盖率达 80%，基本解决了广大农村居民看病难的问题[32]。这种合作医疗组织模式用较少的卫生经费投入解决了 8 亿农民的基本卫生问题，是一种独特的、具有中国特色的农村卫生模式。但到了20世纪80年代，随着我国经济体制的变革，家庭联产承包制在农村地区逐步推行，农村集体经济逐渐瓦解，农村地区的合作医疗制度因缺乏资金支持而纷纷解体，绝大部分农村地区居民重新回到了自费医疗的状态。

为适应经济体制转轨和社会环境的变化，满足农村地区居民的健康保障需求，2002年10月中共中央、国务院颁发了《关于进一步加强农村卫生工作的决定》（中发〔2002〕13号），提出要对农村贫困家庭进行医疗救助，并逐步建立新型农村合作医疗制度[33]。2003年1月16日，国务院办公厅转发卫生部等部门《关于建立新型农村合作医疗制度意见的通知》（国办发〔2003〕3号），提出从2003年起各省、自治区、直辖市至少选择2～3个县（市）先行试点，取得经验后逐步推开[34]，并明确了目标和原则、组织管理、筹资标准、资金管理、医疗服务管理等基本政策。经过两年试点，2006年1月，卫生部等7部委联合下发《关于加快推进新型农村合作医疗试点工作的通知》，到2010年基本实现了新型农村合作医疗制度基本覆盖农村居民的目标。为进一步推进城乡统筹，2016年1月3日，国务院颁布了《关于整合城乡居民基本医疗保险制度的意见》（国发〔2016〕3号），要求各地整合城镇居民基本医疗保险和新型农村合作医疗两项制度，建立统一的城乡居民基本医疗保险制度[35]，进一步统筹和深化县域基本医疗保障制度改革。

改革开放以来，我国医药卫生事业改革和发展取得了显著的成就，覆盖城乡的医药卫生服务体系基本形成，疾病防治能力不断增强，医疗保障覆盖人口逐步扩大，卫生科技水平迅速提高，人民群众健康水平明显改善。但是，也存在城乡和区域医疗卫生事业发展不平衡，资源配置不合理，公共卫生和农村、社区医疗卫生工作比较薄弱，医疗保障制度不健全，药品生产流通秩序不规范，医院管理体制和运行机制不完善，政府卫生投入不足，医药费用上涨过快，个人负担过重等问题。深化医药卫生体制改革，是加快医药卫生事业发展的战略选择，是实现人民共享改革发展成果的重要途径，是广大人民群众的迫切愿望。

2009年3月17日，中共中央、国务院在《关于深化医药卫生体制改革的意见》（中发〔2009〕6号）中提出建设具有中国特色的医药卫生体制，建设覆盖城乡居民的公共卫生服务体系、医疗服务体系、药品供应保障体系、医疗保障体系，形成四位一体的基本医疗卫生制度，逐步实现人人享有基本医药卫生服务的目标。其中，在大力发展农村医疗卫生服务体系方面，提出了“进一步健全以县级医院为龙头、乡镇卫生院和村卫生室为基础的农村医疗卫生服务网络”，并要求“政府重点办好县级医院，并在每个乡镇办好一所卫生院”[36]。

2009年后，我国医药卫生体制改革开始走向多维度、多方面的系统改革，坚持突出重点，分步实施。2012年3月，国务院印发《“十二五”期间深化医药卫生体制改革规划暨实施方案的通知》（国发〔2012〕11号），提出“十二五”期间卫生事业发展的阶段目标是“看病难，看病贵问题得到有效缓解”。这一时期以全面深化医改为核心，致力于社会保障体系、基本药物制度、基本公共卫生服务均等化、公立医院改革等五个重点领域的统筹推进[37]。

在县域医疗卫生事业改革的探索与实践中，县域医疗卫生事业取得改革成果的重要原因之一就是首先发挥了政府的主导作用。其次是抓住了县医院这个龙头，将县医院作为统筹城乡卫生发展的纽带。县医院改革是公立医院改革的突破口，也是县域医疗卫生事业改革的关键，县医院的医疗卫生服务水平在一定程度上决定了县域医疗卫生服务的水平。最后是重视县域医疗卫生专业人才培养，推进县域医疗卫生事业的可持续发展必须突破高层次专业人才短缺的瓶颈。此外，形成县域医疗卫生事业改革合力，统筹协调各项改革措施，县域医疗卫生事业改革在反映和落实上级要求的同时，也助推医药卫生体制深化改革五项重点任务达成[38]。

为进一步推进县级公立医院改革，2012 年 6 月 7 日，国务院办公厅印发《关于县级公立医院综合改革试点意见的通知》（国办发〔2012〕33 号），提出“遵循上下联动、内增活力、外加推力的原则，围绕政事分开、管办分开、医药分开、营利性和非营利性分开的改革要求，以破除‘以药补医’机制为关键环节，以改革补偿机制和落实医院自主经营管理权为切入点，统筹推进管理体制、补偿机制、人事分配、价格机制、医保支付制度、采购机制、监管机制等综合改革，建立起维护公益性、调动积极性、保障可持续的县级医院运行机制”[39]。

县级公立医院是农村三级医疗卫生服务网络的龙头和城乡医疗卫生服务体系的纽带，县级公立医院综合改革是深化医药卫生体制改革、促进优质医疗卫生资源下沉、缓解群众“看病难、看病贵”问题的关键环节。我国 2012 年启动了县级公立医院综合改革试点，2015 年国务院办公厅发布《关于全国推开县级公立医院综合改革的实施意见》（国办发〔2015〕33 号）标志着改革的全面开展[40]。在深入调研的基础上，浙江省确立了以破除“以药补医”机制为核心的县级公立医院改革思路，遴选 30%的县（市、区）作为先行改革的试点，被列入全国县级公立医院综合改革试点省，并取得了明显成效。浙江省县级公立医院综合改革的基本思路主要有：一是以破除“以药补医”机制为切入点，同步推进药品加成、医疗服务价格、医疗保险结算和支付方式、财政投入四项政策改革；二是以改革运行机制为着力点，同步创新立医院经济运行、医院内部管理、上下联动协作、医院人事管理激励四大新机制；三是以提高综合实力和服务能力为出发点，同步实现医务人员积极性、管理水平、服务能力、群众满意度四个提升[41]。

为进一步推广试点县级公立医院改革的经验，2015 年 5 月 8 日，国务院办公厅印发《关于全面推开县级公立医院综合改革的实施意见》（国办发〔2015〕33 号），在全国所有县（市）的县级公立医院破除以药补医，以管理体制、运行机制、服务价格调整、人事薪酬、医保支付等为重点，全面推开县级公立医院综合改革。2017 年，现代医院管理制度基本建立，县域医疗卫生服务体系进一步完善，县级公立医院看大病、解难症水平明显提升，基本实现大病不出县，努力让群众就地就医[42]。

以县医院为县域医药卫生改革龙头，也可能存在一些问题。县域医疗卫生服务改革的首要目标是“完善农村三级医疗卫生服务网络”，核心在于提升县域整体的医疗卫生服务和公共卫生服务能力，解决农村地区居民的健康问题。实际的政策效果有可能是，县医院确实在新医改的各种特殊待遇下迅速壮大了，而位于中层的乡镇卫生院的医疗卫生服务能力可能停滞不前，或者生存空间在一定程度上被挤压[43]。

自新一轮医药卫生体制改革以来，构建整合型医疗卫生服务体系逐渐成为改革趋势，全国各地探索了多种形式和性质的医疗联合体。从管理体制和资源整合的程度来看，可分为松散型组织和紧密型组织[44]。2011 年，上海市率先探索区域医疗联合体（简称医联体）建设，紧接着江苏、浙江、湖北等省份也开始了医联体建设试点，形成了各具特色的医联体模式。

随后，2015 年安徽省开始率先开展县域医疗服务共同体试点（简称医共体）。具体的实施路径主要为管理机制规范一体化、专家团队资源一体化、双向转诊服务一体化、信息资源共享一体化、医保管理模式一体化，对医共体内部的人、财、物等资源统一规划、统一投入、统一管理、统一配置，在进一步发挥资源整体优势的同时实现经济利益一体化。这些探索实践对构建基层首诊、双向转诊、急慢分治、上下联动的分级诊疗机制，让群众就近享受优质医疗服务具有重要意义[45]。山西省也于 2015 年提出了县乡一体化改革，到 2017 年 10 月底，全省县域医疗集团全部挂牌，实现了一体化改革的全覆盖，并探索出了“山西模式”。这些县域医疗卫生事业改革探索都在某种程度上打破了既有的医药卫生体制，使各医疗卫生机构间的关系由利益竞争转变为互利互通，通过组建医疗集团达到县域内医疗卫生行业的行政、财务、人员、绩效、业务与药械“六统一”，由医疗集团统筹公共医疗卫生相关资源，提供基本医疗和公共卫生服务[46]。

为进一步推动分级诊疗制度和健康中国建设，2017 年 4 月，国务院办公厅印发了《关于推进医疗联合体建设和发展的指导意见》（国办发〔2017〕32 号），明确要在县域组建医疗共同体，逐步实现区域内医疗资源共享，进一步提升基层服务能力，充分发挥县级医院的城乡纽带作用和县域龙头作用，形成县乡村三级医疗卫生机构分工协作机制，构建三级联动的县域医疗服务体系[47]。经过近两年的改革实践，2019 年全国已组建 3000 余个县域医疗共同体。其中，山西、浙江、安徽等省份强力推动，全省统一推进，取得了积极成效，其他省份也开展了积极探索。实践表明，县域医共体建设既有利于密切县域内不同医疗机构之间的联系，进一步提升基层的医疗卫生服务能力和医疗技术水平，也有利于贯彻落实“以人民健康为中心”的理念，为广大居民提供连续性、高质量的医疗卫生服务。

近年来，县域医共体建设作为落实分级诊疗制度、提高县域基层医疗卫生服务能力的重要举措，受到国家和各省的重视。通过紧密型医共体建设，可以进一步完善县域医疗卫生服务体系，提高县域医疗卫生资源配置和使用效率，加快提升县域基层医疗卫生服务能力，推动构建分级诊疗、合理诊治和有序就医新秩序。2019 年 5 月，国家卫生健康委员会、国家中医药管理局发布了《关于推进紧密型县域医疗卫生共同体建设的通知》（国卫基层函〔2019〕121 号）[48]和《关于开展紧密型县域医疗卫生共同体建设试点的指导方案》，制定了详细的紧密型县域医共体建设路径。

2019 年 8 月 30 日，国家卫生健康委员会、国家中医药管理局正式公布了全国县域紧密型医共体的建设试点县名单，山西、浙江为试点省，北京市西城区等 567 个县（市、区）为试点县。随后，国家卫生健康委卫生发展研究中心与高校合作，对中国 19 省 200 家县级医院的发展状况、医保支付改革状况、县域医共体建设状况等进行调研，从资源整合、管理协同、激励约束等方面对县域医共体改革进展和实施差异进行了梳理[49]。2020 年 9 月 18 日，国家卫生健康委员会、国家医疗保障局、国家中医药管理局研究制定了《紧密型县域医疗卫生共同体建设评判标准和监测指标体系（试行）》的通知，确定评判标准由责任共同体、管理共同体、服务共同体、利益共同体 4 个维度 11 条评判标准构成。

国外关于县域健康和医疗卫生改革的研究主要集中于县域一体化医疗卫生服务和初级医疗保健服务提供[50, 51]、医疗卫生服务利用和评价[52-54]上，也有部分学者关注县域环境、经济因素等对县域居民生理健康与心理健康的影响[55-58]。国外学者研究的一体化医疗卫生服务一般指的是整合区域内不同等级医院的医疗卫生服务，实现区域内医疗卫生资源共享、分工协作，以提高区域内各级各类医疗卫生资源的使用效率和质量，为患者带来均等化、同质化、一体化的医疗服务。从某种程度上说，和医共体和医联体有些相似之处。早期国内学者关于县域健康和医改的相关研究主要以县域基本医疗保障[59, 60]和新型农村合作医疗制度建设为主[61-63]。近年来，国内学者关于县域健康和医药卫生改革的研究主要集中于县级公立医院改革[64-66]、县域医共体建设等[67-70]。总体来说，国内外学者对县域健康与医药卫生改革等相关研究较少。

第 3 章　宜兴市医疗卫生事业发展情况

3.1　江苏省概况

江苏简称“苏”，是中华人民共和国省级行政区，省会南京，位于中国东部沿海，江苏北接山东，东濒黄海，东南与浙江和上海毗邻，西接安徽，江苏省陆域面积 10.72 万平方千米。江苏跨江滨海，湖泊众多，地势平坦，地貌由平原、水域、低山丘陵构成；地跨长江、淮河两大水系。江苏省属东亚季风气候区，处在亚热带和暖温带的气候过渡地带，气候同时具有南方和北方的特征。

江苏地处长江经济带，下辖 13 个设区市，全部进入百强市，是唯一所有地级市都跻身百强市的省份。江苏人均地区生产总值、综合竞争力、地区发展与民生指数（development and life index，DEL）均居中国各省第一，成为中国综合发展水平最高的省份之一，已步入“中上等”发达国家水平。江苏省域经济综合竞争力居全国第一，是中国经济最活跃的省份之一，与上海、浙江、安徽共同构成的长江三角洲城市群成为国际六大世界级城市群之一。

截至 2018 年 5 月，江苏省共辖 13 个地级市、22 个县级市、19 个县、55 个市辖区，815 个乡镇，县（市）中包含昆山、泰兴、沭阳 3 个江苏试点省直管市（县）。截至 2018 年末，江苏省常住人口 8050.7 万人。实现地区生产总值 92 595.4 亿元，比 2017 年增长 6.7%。其中，第一产业增加值 4141.7 亿元，增长 1.8%；第二产业增加值 41 248.5 亿元，增长 5.8%；第三产业增加值 47 205.2 亿元，增长 7.9%。人均地区生产总值 115 168 元，比 2017 年增长 6.3%。

2018 年末，全省常住人口 8050.7 万人，比 2017 年末增加了 21.4 万人，增长 0.27%。在常住人口中，男性人口 4051.15 万人，女性人口 3999.55 万人；0～14 岁人口 1115.83 万人，15～64 岁人口 5805.36 万人，65 岁及以上人口 1129.51 万人。全年人口出生率 9.32‰，比 2017 年下降 0.39 个千分点；人口死亡率 7.03‰，与 2017 年持平；人口自然增长率 2.29‰，比 2017 年下降 0.39 个千分点。新型城镇化建设步伐加快，年末城镇化率达 69.61%，比 2017 年提高 0.85 个百分点[①]。

2018 年末，全省居民人均可支配收入 38 096 元，比 2017 年增长 8.8%。其中，工资性收入 21 948 元，增长 7.6%；经营净收入 5386 元，增长 7.8%；财产

① 《2018 年江苏省国民经济和社会发展统计公报》，http://www.jiangsu.gov.cn/art/2019/3/25/art_64797_8284235.html?tdsourcetag=s_pcqq_aiomsg[2021-01-31]。

净收入 3746 元，增长 15.7%；转移净收入 7016 元，增长 9.8%。按常住地分，城镇居民人均可支配收入 47 200 元，增长 8.2%；农村居民人均可支配收入 20 845 元，增长 8.8%。城乡居民收入差距进一步缩小，城乡居民收入比由 2017 年的 2.28∶1 缩小为 2.26∶1。全省居民人均消费支出 25 007 元，比 2017 年增长 6.6%。按常住地分，城镇居民人均消费支出 29 462 元，增长 6.3%；农村居民人均消费支出 16 567 元，增长 6.1%。

2018 年末，全省共有各类卫生机构 33 254 个。其中，医院 1853 个，疾病预防控制中心 117 个，妇幼卫生保健机构 114 个。各类卫生机构拥有病床 49.08 万张，其中医院拥有病床 38.72 万张。共有卫生技术人员 59 万人，其中执业医师、执业助理医师 23.34 万人，注册护士 26.03 万人，疾病预防控制中心卫生技术人员 0.63 万人，妇幼卫生保健机构卫生技术人员 1.23 万人。

2018 年末，全省城乡基本养老、城乡基本医疗、失业、工伤、生育保险参保人数分别为 5538 万人、7721.18 万人、1671.3 万人、1777.2 万人和 1694.46 万人，比 2017 年末分别增加 160.4 万人、102.08 万人、88.4 万人、87 万人和 112.45 万人。城乡居民基本养老保险基础养老金最低标准由每人每月 125 元提高到每人每月 135 元。城乡居民医保人均财政补助最低标准提高到每人每年 589 元。

十八大以来，江苏省全面深化医疗改革，推进“健康江苏”建设，全方位、全周期保障人民健康。2015 年江苏省人均期望寿命达到 77.51 岁，婴儿死亡率、孕产妇死亡率分别为 3.05‰、4.47/100 000[①]。

3.2　宜兴市概况

无锡市为江苏省地级市，位于江苏省南部，地处长江三角洲平原。无锡市总面积 4627.47 平方千米，无锡市下辖 5 个区（梁溪区、滨湖区、惠山区、锡山区与新吴区）及 2 个县级市（宜兴市、江阴市），2017 年常住人口为 655.3 万，地区生产总值 10 511.80 亿元（表 3-1）。按常住人口计算，人均地区生产总值达到 16.07 万元。2018 年 12 月，无锡市被评为 2018 中国最佳地级城市第 3 名，2018 中国创新力最强的 30 个城市之一。

表 3-1　2017 年江苏省各地级市生产总值　　（单位：亿元）

地区 （按省辖市分）	2013 年	2014 年	2015 年	2016 年	2017 年
南京	8 199.49	8 956.05	9 861.56	10 662.28	11 715.10
无锡	7 919.85	8 358.98	8 685.91	9 387.81	10 511.80

① 《江苏人均期望寿命达到 77.51 岁》，http://news.youth.cn/jsxw/201705/t20170522_9836748.htm[2021-01-31]。

续表

地区（按省辖市分）	2013 年	2014 年	2015 年	2016 年	2017 年
徐州	4 568.68	5 020.09	5 383.47	5 882.86	6 605.95
常州	4 527.53	4 991.37	5 371.22	5 875.85	6 618.42
苏州	13 191.33	13 994.42	14 761.36	15 750.43	17 319.51
南通	5 235.41	5 748.61	6 256.10	6 885.15	7 734.64
连云港	1 829.04	1 987.19	2 185.70	2 405.16	2 640.31
淮安	2 234.99	2 478.43	2 772.94	3 079.09	3 328.88
盐城	3 526.65	3 878.77	4 262.61	4 633.03	5 082.69
扬州	3 367.25	3 750.13	4 075.92	4 516.40	5 064.92
镇江	3 022.72	3 306.28	3 561.98	3 900.08	4 010.36
泰州	3 110.80	3 422.77	3 746.35	4 169.34	4 744.53
宿迁	1 763.49	1 948.02	2 146.69	2 374.74	2 610.94

资料来源：《江苏统计年鉴 2018》

宜兴市简称宜，古称“荆邑”“阳羡”，地处江苏省南端、沪宁杭三角中心，东南临浙江长兴，西南临安徽广德，西接溧阳，西北毗连金坛，北与武进相傍。宜兴市总面积 1996.6 平方千米，城市化率为 65.12%。1949 年 6 月至 1953 年 1 月属常州专区，1953 年 1 月至 1956 年 2 月属苏州专区，1956 年 2 月至 1983 年 3 月属镇江专区（1967 年 3 月改称镇江地区），1983 年 3 月起属无锡市，1988 年 1 月撤销宜兴县，设宜兴市（县级市）。2017 年，全市地区生产总值突破 1500 亿元大关，达到 1558.25 亿元，全体居民人均可支配收入 40 526 元，城镇居民、农村居民人均可支配收入分别达 49 826 元和 25 654 元，县域经济基本竞争力位居全国第六，首次跻身中国工业百强县（市）十强。

宜兴是中国著名陶都，素有“陶的古都，洞的世界，茶的绿洲，竹的海洋”之称。宜兴是“紫砂壶”原产地，拥有石灰岩溶洞 80 多个，茶园 3500 余公顷，竹海纵横八百里。宜兴市是第二批国家全域旅游示范区城市。宜兴有善卷洞、张公洞、宜兴竹海、龙背山森林公园、宜园、陶祖圣境、云湖、中国宜兴陶瓷博物馆等旅游景区。宜兴市先后荣获“2017 年度中国全域旅游创新奖”“2018 年度中国十大全域旅游示范县市奖”。

宜兴市有 2 个国家级经济技术开发区——中国宜兴环保科技工业园、宜兴经济技术开发区，1 个省级开发区——江苏宜兴陶瓷产业园区，13 个镇，5 个街道，213 个行政村。宜兴市辖 5 个街道：宜城街道、屺亭街道、新街街道、新庄街道、芳桥街道。其中，屺亭街道委托宜兴经济开发区管理；新街街道委托环科园管理。

13 个镇为丁蜀镇、张渚镇、西渚镇、太华镇、徐舍镇、官林镇、杨巷镇、新建镇、和桥镇、高塍镇、万石镇、周铁镇、湖父镇。其中宜兴城区包括宜城街道和丁蜀镇。

宜兴是中国综合实力最强的县级市之一，2015 年位居中国百强县（市）第六名。2017 年 11 月，宜兴获评全国文明城市。宜兴曾荣获全国中小城市综合实力百强县市（全国综合实力百强县市）、工业百强县（市）、中国创新力最强的 30 个城市之一等多项奖项。2017 年，宜兴市地区生产总值突破 1500 亿元大关，达到 1558.25 亿元，按可比价格计算，比 2016 年增长 7.1%。按户籍人口计算人均生产总值 14.38 万元。按常住人口计算人均生产总值 12.42 万元，按年末汇率折算达 1.84 万美元。首次跻身中国工业百强县（市）十强。

截至 2017 年底，宜兴市户籍总人口 108.33 万人，与 2016 年基本持平。其中城镇人口 62.13 万人。年末总户数 37.54 万户，平均每户家庭人口 2.89 人。全年出生人口 10 347 人，出生率为 9.55‰；死亡人口 9091 人，死亡率为 8.39‰。人口自然增长率 1.16‰。年末全市常住人口 125.47 万人，比 2016 年末增加 0.03 万人。城市化水平为 65.21%。全年全体居民人均可支配收入 40 526 元，比 2016 年增长 8.6%。按常住地分，城镇居民人均可支配收入 49 826 元，比 2016 年增长 8.1%；农村居民人均可支配收 25 654 元，比 2016 年增长 8.2%。全体居民人均生活消费支出 25 568 元，比 2016 年增长 6.7%。按常住地分，城镇居民人均生活消费支出 30 199 元，增长 5.0%；农村居民人均生活消费支出 18 161 元，增长 8.3%。城镇居民人均住房建筑面积 47.1 平方米，农村居民人均住房建筑面积 70.6 平方米。

截至 2017 年底，全市 48.75 万人参加企业职工基本医疗保险，比 2016 年增长 1.0%；55.69 万人参加城乡居民医疗保险，比 2016 年增长 0.2%；34.76 万人参加基本养老保险，比 2016 年增长 1.6%；27.81 万人参加失业保险，比 2016 年增长 1.1%。拥有城镇社区服务中心 18 个。国家抚恤、补助各类优抚对象 6605 人。全年销售福利彩票 3.69 亿元。全年慈善机构接收捐赠款 5334.24 万元，其中慈善“一日捐”740.25 万元，定向捐款 1829.37 万元，企业认捐到账 1792 万元。市慈善会救助困难群众、学生 5.94 万人次，救助支出 3921.83 万元。近 30 年来，宜兴市居民人均期望寿命从 1988 年的 70.25 岁增加至 2017 年的 82.14 岁，增加了 11.89 岁，位居江苏省前列①。

3.3　宜兴市医疗卫生事业概况

近 30 年来，宜兴市医疗卫生事业发展势头良好。宜兴市各级医疗卫生机构由

① 《2017 年宜兴市国民经济和社会发展统计公报》，http://www.yixing.gov.cn/doc/2018/08/06/514643.shtml[2021-01-31]。

1988 年的 323 家增至 2017 年的 522 家，编制床位由 2071 张增至 5296 张，卫生技术人员增至 10 031 人。2012 年，宜兴市成为江苏省首批县级公立医院综合改革试点县（市）之一。2013 年，宜兴市成为国家慢性病综合防控示范区。2016 年，宜兴市医疗联合体实现县域全覆盖。截至 2017 年底，宜兴市拥有各级各类医疗机构共 522 个，其中三级甲等综合医院 1 个、三级乙等中医医院 1 个、二级医院 8 个（含肿瘤医院 1 个）、一级医院 17 个、康复医院 2 个、民营医院 15 个、疗养院 1 个、社区卫生服务中心 18 个、社区卫生服务站 242 个（表 3-2）。

表 3-2　宜兴市主要医疗机构等级情况

序号	医院名称	医院等级
1	宜兴市人民医院	三级
2	宜兴市中医医院	三级
3	宜兴市第二人民医院	二级
4	宜兴市第三人民医院（肿瘤医院）	二级
5	宜兴市张渚医院	二级
6	宜兴市善卷医院	二级
7	宜兴市官林医院	二级
8	宜兴市和桥医院	二级
9	8690 部队医院	二级
10	宜兴市十里牌医院	二级
11	宜兴市红塔医院	一级
12	宜兴市徐舍医院	一级
13	宜兴市周铁医院	一级
14	宜兴市西渚卫生院	一级
15	宜兴市新芳医院	一级
16	宜兴市高塍医院	一级
17	宜兴市南新卫生院	一级
18	宜兴市屺亭卫生院	一级

注：一级医院未全部列出

截至 2017 年底，所有社区卫生服务中心基本建成为无锡市级规范化社区卫生服务中心，全市 242 个社区卫生服务站全面建成为标准化社区卫生服务站。编制床位数 5296 张；医疗设备总价值 9.69 亿元，全市共有卫生技术人员 10 031 人，其中执业医师 3332 人、执业助理医师 434 人、注册护士 4064 人。全年门（急）诊 530.76 万人次，比 2016 年增长 1.53%；收治住院病人 17.72 万人次，床位使用率 99.65%，分别比 2016 年增长 7.16%、5.28%；业务收入 28.37 亿元，比 2016 年增长 7.26%。

截至 2019 年，宜兴市已基本形成以市级医疗机构为龙头、区中心医院和社区卫生服务中心为骨干、社区卫生服务站为基础、民营医疗机构为补充的医疗卫生服务网络。宜兴市人民医院新院区完成开工前期准备，精神卫生中心、急救中心、红十字会血站全面建成，即将启用，医疗联合体建设实现市域全覆盖，成功创建国家慢性病综合防控示范区。

同时，宜兴市区域卫生信息平台和健康云平台暨基层医疗信息系统改造项目建成并通过省区域健康信息平台互联互通三级成熟度测评。“银医通”项目有序实施，家庭医生签约服务电子化全面实现，宜兴健康云 App①、微信公众号正式对外发布，逐步为群众提供一个集预约挂号、健康管理和家庭医生签约服务为一体的自我管理应用平台。2018 年，宜兴市制订出台《健康宜兴 2030 规划纲要》。

① App 为 application 的缩写，意为应用程序。

第 4 章　宜兴市医药、医保、医疗改革情况

4.1　“三医联动”实施背景

为解决福建省三明市群众强烈反映的“看病难、看病贵”问题，2012 年三明市首创性实行医药、医保、医疗“三医联动”综合改革，探索出一条“多方共赢”的医改路径，成为首批国家公立医院综合改革示范城市。

2016 年 2 月，福建省三明市就医药、医保、医疗“三医联动”综合改革的做法在中央深改组第 21 次会议上作汇报，受到中央全面深化改革领导小组的肯定。

福建省三明市 2012 年 2 月开始进行的“三医联动”取得了瞩目的变化，实现了放缓医药总费用增速、减轻患者负担、降低药品费用的“三降低”，以及提升医务人员薪酬、医院收入结构优化、城镇职工医保基金扭亏为盈的“三提升”，成为“三医联动”的典型代表，国家希望通过借鉴福建三明“三医联动”的成功经验，推进医药卫生体制改革。

2015 年 4 月，深化医药卫生体制改革工作电视电话会议在京召开，国家层面首次提及“三医联动”，中共中央政治局常委、国务院总理李克强作出重要批示，批示指出：“坚持医保、医药、医疗‘三医联动’，用改革的办法在破除以药养医、完善医保支付制度、发展社会办医、开展分级诊疗等方面迈出更大步伐，在县级公立医院综合改革、实施城乡居民大病保险制度等方面实现更大突破，在方便群众就医、减轻看病用药负担上取得更大实效，不断提高医疗卫生水平，满足人民群众的健康需求。”①

2016 年 1 月，《人力资源社会保障部关于做好贯彻落实〈国务院关于整合城乡居民基本医疗保险制度的意见〉有关工作的通知》（人社部〔2016〕6 号）发布，文件中指出完善管理机制，有效发挥好医保基础性作用，推进医疗、医保、医药三医联动。要完善支付方式、就医管理，加强医疗服务监控，控制不合理医疗费用，严厉打击欺诈行为。2016 年 4 月，国务院办公厅印发《深化医药卫生体制改革 2016 年重点工作任务》，文件中指出坚持保基本、强基层、建机制，进一步推进医疗、医保、医药三医联动，强化改革整体性、系统性和协同性，进一步提高改革行动能力。

---

①《李克强：不断提高医疗卫生水平满足人民群众健康需求》，http://www.xinhuanet.com//politics/2015-04/29/c_1115136021.htm[2021-01-31]。

4.2　宜兴市“三医联动”实施概况

随着国家层面发布政策文件积极推动“三医联动”，江苏省无锡市紧跟国家政策文件的步伐因地制宜地制定了一系列政策文件，以促进“三医联动”工作在无锡市的开展。2016 年 12 月 30 日，根据无锡市委、市政府《关于深化医药卫生体制改革建设现代医疗卫生体系的意见》（锡委发〔2015〕36 号）和江苏省机构编制委员会办公室等六部门《关于公立医院管理体制改革试点的指导意见》（苏编办发〔2015〕7 号）的精神，结合分类推进事业单位改革相关工作要求，《无锡市公立医院管理体制改革工作意见》出台，文件指出加快“三医联动”推进步伐，进一步健全医疗技术劳务价格动态调整与持续增长机制、医保支付方式多元混合与跟进完善机制，支持公立医院依法依规开展对外医疗业务合作，促进公立医院公益性质和主体作用充分发挥。

2017 年 4 月，国务院办公厅发布《深化医药卫生体制改革 2017 年重点工作任务》，文件中指出要深化医疗、医保、医药联动改革，着力推进分级诊疗、现代医院管理、全民医保、药品供应保障、综合监管 5 项制度建设。随后，2017 年 7 月，无锡市召开全市综合医改试点工作推进会，江苏省委常委、无锡市委书记李小敏在批示中指出，要尊重医改规律，强化“三医联动”，努力在管理体制和运行机制创新、基本医疗卫生制度建设、方便群众就医和减轻费用负担等方面实现更大突破；无锡市市长汪泉在批示中要求着力破解当前医药卫生领域体制机制性“顽症”问题，更大力度协调推进医疗、医保、医药联动改革，努力让更多改革成果惠及全市人民。

2018 年 8 月，国务院办公厅发布《深化医药卫生体制改革 2018 年下半年重点工作任务》（国办发〔2018〕83 号），文件中指出要坚持医疗、医保、医药三医联动，聚焦解决看病难、看病贵等重点难点问题。2018 年 7 月，无锡市召开全市（含宜兴市、江阴市）综合医改试点工作推进会，会上指出公益性是公立医院改革的核心，要顺应医疗、医药、医保“三医联动”的控费方式，继续以药、材、临床路径等刚性指标达标为抓手，进一步规范医疗行为，以落实医单病种付费扩面政策和建立按病种付费（diagnosis related groups，DRGs）管理体系为重点，切实为人民群众提供优质普惠的医疗卫生服务。

宜兴市作为无锡市的下辖县级市，基本按照无锡市 2018 年 7 月下达的指导性政策文件执行“三医联动”的控费方式，落实单病种付费扩面，全面启动对 DRGs 管理体系政策的宣传与学习。宜兴市近些年采取了诸多与医疗、医药、医保“三医联动”有关的探索性改革措施，有些改革措施先于全国其他地方开展。例如，在医保方面，宜兴市作为城乡居民基本医疗保险先行试点地区，率先于 2004 年建立城乡居民基本医疗保险制度。

2004 年 1 月 1 日，根据宜兴市现实情况，由宜兴市政府组织推动的，政府补贴、个人筹资的宜兴新农合制度正式实施。宜兴市未单独建立新型农村合作医疗制度，而是仅保留了宜兴市新型农村合作医疗管理委员会办公室并由政府组织推动实行城乡居民医疗保险制度，新农合在筹备之初即作为城乡居民医疗保险的雏形，两者在宜兴医保改革进程中始终保持一体的状态，宜兴市的新农合制度也称为宜兴市城乡居民基本医疗保险制度，直接实现了新农合与城镇居民基本医疗保险的整合，这也是宜兴市城乡居民基本医疗保险改革的成就之一。

在落实医药卫生体制改革举措方面，2012 年江苏省颁布了《江苏省县级公立医院综合改革试点实施意见》，宜兴市作为首批县级公立医院改革试点地区，启动了以医药价格改革为突破口的县级公立医院补偿机制、管理体制、运行机制、监管体系等综合配套改革，实施价格综合改革，取消药品加成，县级公立医院药品实行零差率销售，医院补偿改为医疗服务收费和政府补助两个渠道，提高体现医务工作人员技术劳务价值的护理、诊疗、手术和传统中医医疗服务的价格，并降低部分检验检查的价格。

第 5 章　宜兴市基本医疗保险实施情况

自 1997 年启动城镇职工基本医疗保险试点开始，宜兴市经历了补充医疗保险制度的建立、城乡居民基本医疗保险制度的建立等阶段（图 5-1）。截至 2018 年底，城镇职工基本医疗保险参保人数达到 49.456 万人，城乡居民基本医疗保险参保人数达到 54.9903 万人（其中，学生 11.76 万人），见表 5-1。

表 5-1　宜兴市基本医疗保险参保情况　　（单位：人）

年份	城镇职工基本医疗保险参保人数	城乡居民基本医疗保险参保人数
2012	419 724	466 630
2013	443 235	457 691
2014	462 298	456 017
2015	478 683	453 151
2016	482 549	447 569
2017	487 500	439 373
2018	494 560	549 903

宜兴市医疗保障局组建于 2019 年 2 月下旬，2019 年 3 月 26 日正式挂牌，将先前宜兴市人力资源和社会保障局的城镇职工和城镇居民基本医疗保险、生育保险职责、宜兴市民政局的医疗救助职责、宜兴市物价局的药品和医疗服务价格管理职责，以及原宜兴市卫生和计划生育委员会的药品、医用耗材集中采购的监管职责整合划归宜兴市医疗保障局。

5.1　城镇职工基本医疗保险制度

5.1.1　发展历程简介

1997 年，无锡市经国务院确定作为全国第二批试点城市，启动建立城镇职工基本医疗保险（图 5-2）。2000 年，按照国务院《关于建立城镇职工基本医疗保险制度的决定》（国发〔1998〕4 号），无锡市城镇职工基本医疗保险制度从“三段

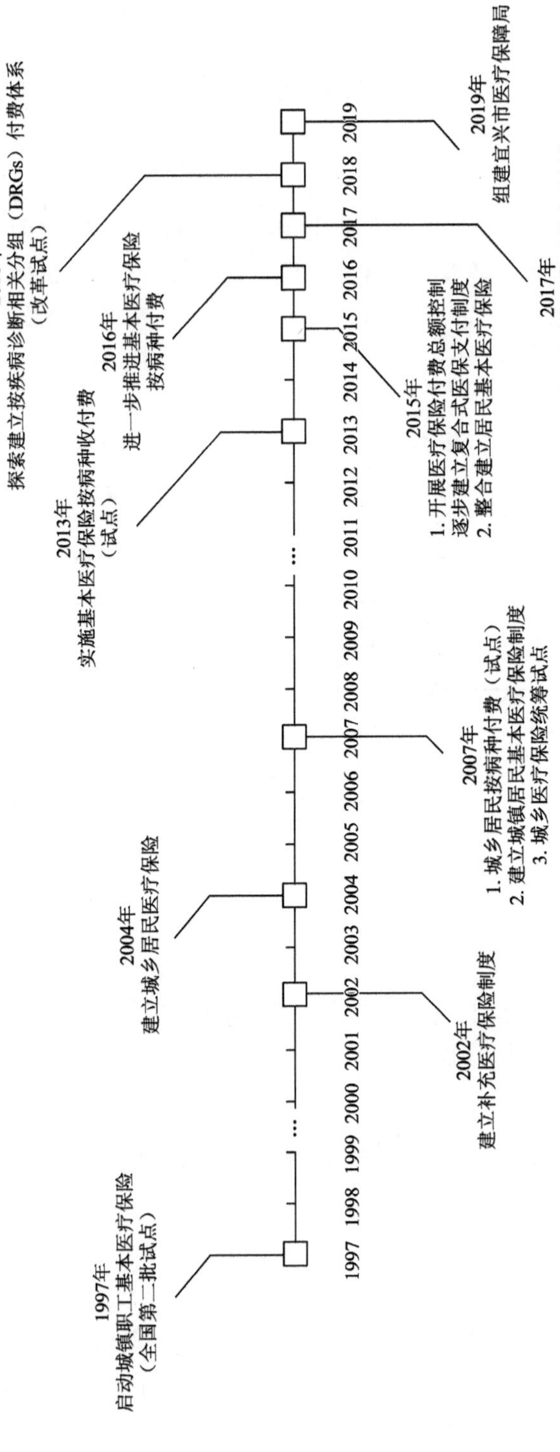

图 5-1　宜兴市基本医疗保险改革关键时间节点（年份）

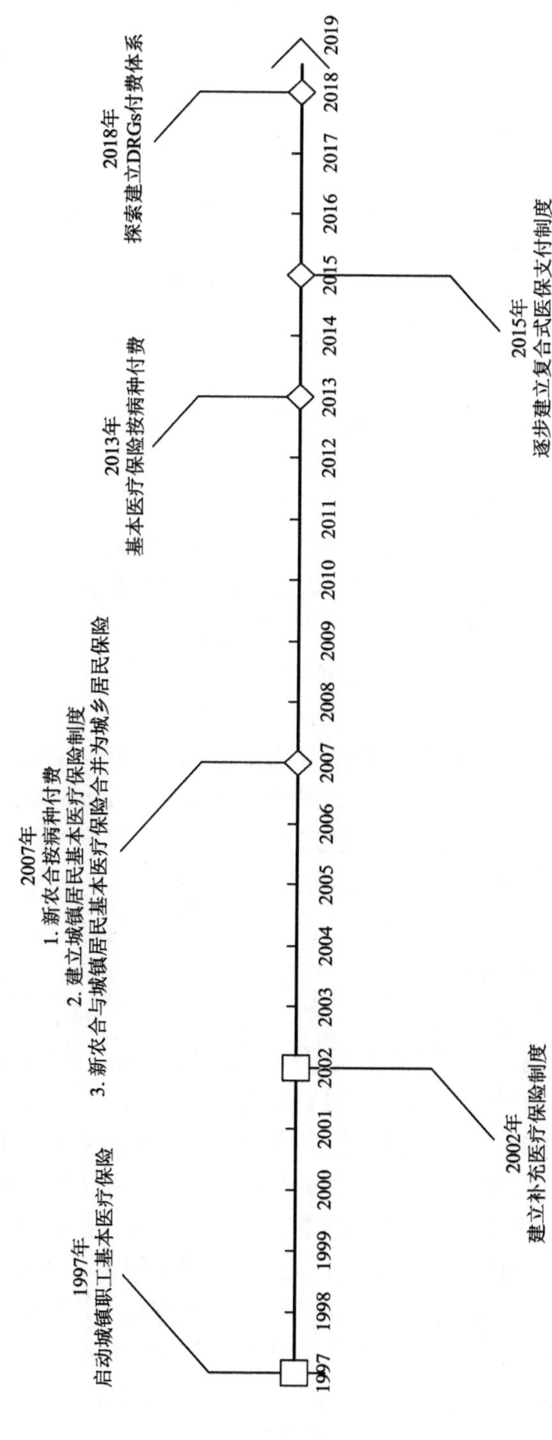

图 5-2　宜兴市城镇职工基本医疗保险改革关键时间节点（年份）

直通式”改为“板块式”[①]。2002 年，无锡市出台了《无锡市城镇职工补充医疗保险暂行规定》和《无锡市城镇职工补充医疗保险管理暂行办法》，在实施城镇职工基本医疗保险制度的基础上，建立补充医疗保险（即大额医疗救助）制度，用于对参保人员在城镇职工基本医疗保险最高支付限额以上部分进行补助，以及门诊账户用完后发生的基本医疗费用进行按比例补助。

2003 年起，宜兴市城镇职工基本医疗保险制度将全额拨款的机关事业单位工作人员纳入公务员医疗补助。2008 年，宜兴市城镇职工基本医保的筹资标准为职工工资总额的 10%，其中用人单位和个人负担的比例为 8∶2。参加这一方案的灵活就业人员，缴费基数为职工最低工资基数的 10%，全部由个人负担。补偿模式采取“门诊个人账户+住院统筹”的方式。住院统筹补偿的起付线为一级医院 400 元、二级医院 800 元、三级医院 1200 元，封顶线为 30 万元，补偿比例为 85%。

经过二十余年的发展，宜兴市职工基本医疗保险制度的参保人数逐年稳步增长，从 2012 年的 419 724 人增长到 2018 年的 494 560 人。覆盖范围从国有企业到民营企业，从城市企业到乡镇企业，从企业职工到自由职业、灵活就业人员，基本实现了基本医疗保险对各类从业人员的全覆盖。

2019 年，根据无锡市政府办公室文件《关于降低社会保险费率的实施意见》（锡政办发〔2019〕42 号）的精神，宜兴市决定从 2019 年 8 月 1 日起至 2019 年 12 月 31 日止，企业单位职工基本医疗保险与无锡大市执行统一费率标准，单位缴费部分费率由 7.5%降至 7%。个人缴费比例维持 2%不变，灵活就业人员的缴费比例不变，参保人员办理退休、已退休人员重新申请参加职工医疗保险的、因医疗保险缴费年限不足一次性补缴的缴费比例不变。

5.1.2　支付方式改革

1997 年无锡市被列入全国第二批医疗保险改革试点城市。在医保改革之初，参保职工门诊没有建立个人账户，对参保人员在定点医疗机构发生的门诊医疗费用实行定额结算的方式，即依照不同等级的定点医疗机构前 3 年发生的医疗费用计算出各医疗机构门诊人次费用，经过微调确定门诊人次定额费用，医保部门以此标准作为与定点医疗机构结算的依据。2001 年到 2002 年，根据国务院和省政府相关文件精神，无锡市相继出台了《无锡市城镇职工基本医疗保险暂行规定》《无锡市城镇职工基本医疗保险个人账户和〈社会保险卡〉管理暂行办法》等一系列市医疗保险改革配套文件，参保人员有了社会保险卡和门诊个人账户，门诊医

① 指由个人账户管门诊，统筹基金管住院，两个账户互不挤占。

疗费用开始实行按服务项目付费。按服务项目付费使得参保人员门诊负担较重，自付比例高达 29%。

为解决这一问题，自 2009 年 1 月 1 日起，无锡市区利用社区卫生服务平台，实行了职工门诊医疗统筹办法，也就是在参保人员个人门诊账户用完后，只要在其约定的社区卫生服务中心（站）（急症除外），或经批准转至其他定点医疗机构就医发生的门诊医疗费用，符合职工基本医疗保险规定的费用，在职和退休（职）人员统筹基金支付比例分别为 70%和 85%，年最高支付限额分别为 3500 元和 4500 元。统筹基金支付的费用由医保经办机构与定点社区卫生服务中心结算，其他费用由个人负担。对于急症或转至其他定点医疗机构的门诊医疗费用，由个人垫付后到约定的社区卫生服务中心按规定报销。特殊病种患者（恶性肿瘤放疗、化疗和肾功能衰竭人员、肾透析滤过包括腹透及肾移植抗排斥）在不同等级医疗机构的治疗费用合并计算，以合并后的费用来计算统筹基金起付线且统筹段的个人支付比例统一按一级医疗机构的标准执行。患有特殊病种的参保人员，由补充医疗保险基金按病种给予一定比例和额度的补助，享受门诊慢性病补充支付的病种仅限于高血压、糖尿病、慢性肝炎等 12 种疾病，支付范围只能是门诊慢性病基本药品目录内的药品，享受标准为 70 周岁以下，每年最高限额 3500 元，个人负担比例和门槛费为 30%和 800 元，70 周岁以上每年最高支付限额为 4000 元，个人负担比例和门槛费为 20%和 600 元。这种门诊支付方式一直实施至今。

从试点改革初期到 2005 年，无锡市医保支付制度从按服务项目付费到按服务单元定额结算的改革，这两种支付方式都缺乏对医保基金支出的有效控制。因此，自 2007 年 1 月 1 日起，无锡市对参保者住院医疗费用开始实施“总额控制、按月结付、超支分担、结余留成、绩效考核、收支平衡”的总额预付制结算办法。1998 年到 2005 年，医保支付方式采用按服务单元定额结算的方法，以住院人次作为服务单元的结算标准，即以均次出院平均医疗费用定额支付。具体结算标准参照不同定点医疗机构前 3 年每人次住院发生的平均医疗费用，剔除不合理因素，制定每人次住院平均定额管理标准。医保机构分别与定点医院签订定额支付标准协议，然后根据医院收治的参保出院人数向医院付款，不与患者的病种和病情直接挂钩。由于处于医改初期，信息系统尚不完善，这种支付方式延续用了 8 年的时间，期间（2002 年 4 月）只对各定点医疗机构的每人次住院平均定额作了一次微调。

按服务单元定额结算办法能有效控制人次医保费用，纠正了以前医疗机构单纯追求经济收入进行不合理检查、开大处方等不规范医疗行为，对控制医疗费用浪费、提高服务公益性和公平性有积极作用。但由于按服务单元定额结算是根据医院收治的参保出院人数向医院支付医保基金，与患者的病种和病情没有直接的关系，极易导致医疗机构为了能在不超定额的条件下获得更多的利益，采取分解住院、挂名住院、推诿重症患者等手段套取医保费用等违规医疗行为。从2006年开始，本着“按实统计、略有增长、总额限定、动态调整”的原则，开始采用总额预付结算方式，即“总额控制、按月结付、超支分担、结余留成”的办法。年初根据各定点医疗机构参保人员住院医疗费用数据测算下达各定点医疗机构的年度医保费用预算总额，对于按月平均计算的累计总额控制在指标以内的费用，按实际（项目）结算，年底将定点医疗机构实际发生的参保人员的医疗费用与总额控制指标进行对比，超支在一定比例以内的，由医保基金按一定比例支付，结余的则按一定比例留给医院。和控制总额一起下达的还有参保人员医疗费用个人负担率、转外地住院人次等考核指标。

由于2006年初实施的总额预付结算方式是以2005年11月至2006年2月该院参保人员的实际住院费用的3倍计算得来的，并以2006年的预算总额为基础测算2007年至2009年的预算总额，此种预算方法并没有将科室增扩、物价上涨、新技术引进等因素考虑在内，造成2006～2008年各级医疗机构实际发生的医疗费用都超过了预算总额。2010年出台的《关于完善市区医疗保险住院医疗费用结算办法的意见》中规定了总额是在综合考虑了医疗机构的自身发展情况、门急诊的工作量、物价的上涨等诸多因素的情况下制定的，并新增了“绩效考核、收支平衡”作为最终的结算方法。

2006年以来总额预付结算方式的实施，使医院充当了促进费用积累和控制费用双重角色，在一定程度上缓解了定点医疗机构以前因参保住院结算定额不足造成的参保费用大量超支的矛盾，也杜绝了按服务单元定额结算方式下出现的分解住院、挂名住院等违规医疗行为。同时，由于参保人员个人负担率作为总额预付结算方式下的一个考核指标，为达到协议考核要求，各定点医疗机构对临床全自费药品和卫生材料的使用进行了重点控制和管理，并取得了明显的效果，目录外全自费占总费用的比例从2006年初的11.37%下降到年底的5.28%，参保人员住院个人负担率也从年初的45%下降至年底的29%。随着执行时间的推移，这种支付方式的缺陷也显现出来，如患者的应有服务减少、医院方的积极性下降等。

2013年，无锡市发布《贯彻实施省关于开展基本医疗保险按病种收付费试点工作的通知》（锡人社发〔2013〕152号），指出在全市展开按病种收付费试点工作，明确了儿童白血病等13种住院结算试点病种及血栓性外痔等12种日间手术病种。

2015年8月3日，《关于深化城镇基本医疗保险支付方式改革的指导意见》（苏人社发〔2015〕230号）中指出全省各统筹地区应结合基金收支预算管理，全面开展医疗保险付费总额控制，门诊统筹按人头付费，总结推广病种分值付费，住院、门诊大病按病种付费，到 2020 年，逐步建成与基本医疗保险制度发展相适应，激励与约束并重的复合式医保支付制度。

2016 年，无锡市根据相关文件，就江苏省明确的 13 种疾病开展按病种付费试点工作。同时，将一些在门诊可以开展且比住院开展更方便的手术病种，实施日间手术按病种付费，日间手术病种从原有的 12 个扩大至 20 个。2017 年，国家发展和改革委员会、国家卫生和计划生育委员会及人力资源和社会保障部联合发布《关于推进按病种收费工作的通知》（发改价格〔2017〕68 号）。2017 年 9 月 4 日，无锡市人力资源和社会保障局、无锡市卫生和计划生育委员会发布《关于深入推进我市基本医疗保险按病种付费工作的通知》（锡人社发〔2017〕253 号），文件中确定胫骨平台骨折等 51 类病种作为 2017 年度首批按病种付费的病。

宜兴市的医疗保险改革进程与无锡市大体上一致，宜兴市根据县域内自身发展现况及地域历史文化差异，制定了具有宜兴特色的相关政策。2010 年，宜兴市人民政府发布《市政府办公室转发〈宜兴市企业职工医疗保险实施细则〉的通知》（宜政办发〔2010〕162 号）。

依据《国务院关于印发“十二五”期间深化医疗卫生体制改革规划暨实施方案的通知》（国发〔2012〕11 号）、《省政府办公厅转发省物价局省人力资源社会保障厅等部门关于全省县级公立医院价格综合改革试点和完善医保支付方式指导意见的通知》（苏政办发〔2012〕165 号）等文件的精神，2012 年宜兴市人力资源和社会保障局对住院医疗费用支付方式进一步进行了相关改革，对二类医疗机构（宜兴市乡镇卫生院和民营医院）实行总量控制的单一结算办法，每月按照实际发生费用的 95%进行结算，预留 5%进行年度考核结算，年结算超总量部分不补；对一类医疗机构（宜兴市级医院和中心镇医院）实施总量控制，按照工作量弹性考核的复合结算办法，对年度内发生的住院医疗费用实施“总量控制、质量管理、按月实结、季度考核、年终决算、超支分担”的结算方式，在年度结算时超总量部分按比例进行分担；对于市外联网结算医疗机构实行次均定额付费的结算方式，次均定额付费标准按住院总医疗费用除以住院结算人次数计算。每年初一次性测算并下达全年度住院医疗费用次均定额付费标准，年度内发生的住院医疗费用未超出次均定额付费标准的，按实际发生费用结算；超出次均定额付费标准 10%以内的部分，由医保基金和定点医疗机构按 8∶2 的比例分担；超过次均定额付费标准 10%～20%的部分，由医保基金和定点医疗机构按 5∶5 的比例分担；超过次均定额付费标准 20%上的部分，由定点医疗机构自行消化。

目前住院医疗费用仍然采用总额结算方式，但总额的确定不再采用简单机械地按增长比例一刀切的方式，而是考虑了医疗机构自身的发展变化、收治结构和合理的医疗行为因素，采用动态确定方式。这些变化因素主要取决于以下三个方面：一是工作量变化。以上一年的门诊住院率来推算住院工作量，门诊工作量增长或减少，会导致住院工作量增长或减少。二是人均费用变化。人均费用变化可以体现物价及医疗机构投入发展的变化。三是医疗行为的变化。引入调节系数来调节因医疗行为而人为影响到的工作量和均次费用，调节系数的确定参照了非参保人员的数据，通过综合评价确定。

2013 年，宜兴市人民政府办公室发布相关文件，进一步完善城镇职工基本医疗保险。2018 年，宜兴市人力资源和社会保障局、宜兴市卫生和计划生育委员会根据县级地区实际情况出台《关于开展我市基本医疗保险按病种付费工作的通知》，文件中实际确定 23 个病种作为按病种付费的病种。

2018 年，根据相关文件，以《关于推进按病种收费工作的通知》（发改价格〔2017〕68 号）中公布的诊断明确、技术成熟、并发症少、疗效确切的病种目录为参考，以近三年宜兴市医保监管平台调取的相应病种医疗费用的历史数据为基础，结合定点医疗机构自主申报的病种价格，参考兄弟城市定价，经征求定点医疗机构意见、专家论证后，宜兴市医疗保障局最终确定市一、二级定点医疗机构按病种付费的定额结算标准。2018 年，宜兴市医疗保障局已将胫骨平台骨折等 39 个病种作为按病种付费的病种，并完成了按病种付费结算的信息需求提交和软件开发（图 5-3）。

根据相关文件，宜兴市医疗保障局将江苏省统一制定的特药操作指引中的 22 种药品均列入特药报销范畴。同时，宜兴市医疗保障局积极与信息部门沟通配合，经过多轮需求讨论和测试，于 2018 年 5 月份实现了定点药店特药实时刷卡结算。截至 2018 年 9 月底，新增职工医保特药待遇审批 326 人次，完成特药结算合计 84 人次，其中药店实时结算 20 人次，基金支付 279.95 万元，窗口结算 64 人次，基金支付 405.3 万元；为普通居民发放特药证 131 张，特药报销 185 人次，基金支出 175 万元。

5.1.3　近年来运行情况

1. 参保情况

自 2012 年以来，宜兴市城镇职工基本医疗保险参保人数不断增加，从 2012 年的 419 724 人增加至 2018 年的 494 560 人，共计增加了 74 836 人。从参保的人数增长趋势来看，随着城镇职工基本医疗保险制度的不断完善，总体增长趋势放缓，见表 5-2 和图 5-4。

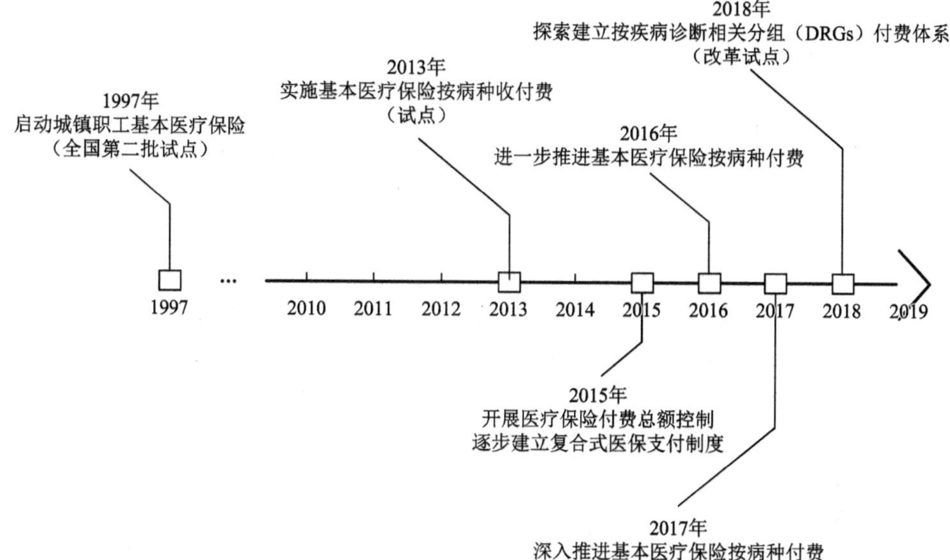

图 5-3　宜兴市城镇职工基本医疗保险支付方式改革关键时间节点（年份）

表 5-2　宜兴市城镇职工基本医疗保险参保情况

年份	城镇职工基本医疗保险参保数/人	同比变化
2012	419 724	—
2013	443 235	5.60%
2014	462 298	4.30%
2015	478 683	3.54%
2016	482 549	0.81%
2017	487 500	1.03%
2018	494 560	1.45%

2. 基金运行情况

一般来说，城镇职工基本医疗保险基金的运行情况可通过系统收入、系统支出和基金结余三个指标反映。系统收入反映每一结算年度城镇职工基本医疗保险筹资金额数，系统支出反映每一结算年度城镇职工基本医疗保险总报销金额数，主要包含普通门诊、门诊特殊病种、住院等部分。基金结余由同一年度系统收入减去系统支出得到。

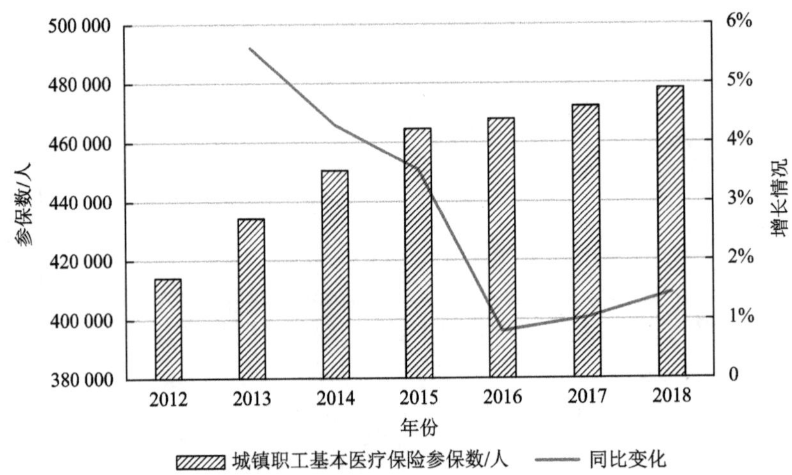

图 5-4　2012～2018 年宜兴市城镇职工基本医疗保险参保人数增长情况

从单项指标变化来看，宜兴市城镇职工基本医疗保险基金的系统收入、系统支出和基金结余的绝对数呈现增长趋势，系统收入从 2012 年的 104 332 万元增加到 2018 年的 193 870 万元，系统支出从 2012 年的 68 300 万元增加到 2018 年的 144 839 万元，见表 5-3 和图 5-5。

表 5-3　2012～2018 年宜兴市城镇职工基本医疗保险基金收支情况

年份	系统收入		系统支出		基金结余	
	金额/万元	变化	金额/万元	变化	金额/万元	变化
2012	104 332	—	68 300	—	36 032	—
2013	106 269	1.86%	77 118	12.91%	29 151	–19.10%
2014	128 405	20.83%	93 909	21.77%	34 496	18.34%
2015	140 276	9.24%	111 110	18.32%	29 166	–15.45%
2016	144 289	2.86%	104 550	–5.90%	39 739	36.25%
2017	173 483	20.23%	136 959	31.00%	36 524	–8.09%
2018	193 870	11.75%	144 839	5.75%	49 031	34.24%

宜兴市城镇职工基本医疗保险基金结余时有波动，可能与近年来大病保险、长期护理保险等相关政策调整有关。城镇职工基本医疗保险基金总体上略有结余，反映了近年来宜兴市城镇职工基本医疗保险基金运行状态良好。

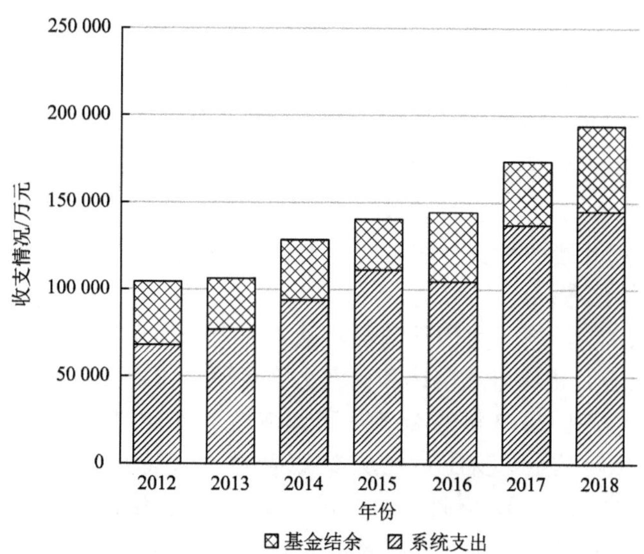

图 5-5　2012～2018 年宜兴市城镇职工基本医疗保险基金收支情况

3. 基金支出结构

宜兴市城镇职工基本医疗保险基金主要支出结构可以分为以下几个部分：普通门诊、住院统筹及商业大病保险等其他支出（包括大病保险基金、职工补充保险基金、公务员补充保险基金等）。与无锡市等其他地区不同的是，宜兴市城镇职工基本医疗保险未设立门诊统筹，门诊慢性病补助和门诊特殊病种补助由职工补充医疗保险基金或公务员补充医疗保险基金支付。

根据相关文件，自 2014 年 1 月 1 日起，凡参加市职工基本医疗保险的均同步参加职工大病保险，参保人员个人不需要缴纳大病保险费。在同一个医保年度内，参保人员发生的住院（含特殊病种门诊）治疗费用只要是符合职工基本医疗保险支付范围的医疗费用，经职工基本医疗保险和职工补充医疗保险、公务员医疗补助结算后，个人负担累计（全自费除外）超过 1.5 万元的，则符合职工大病保险补助标准，超过 1.5 万元的部分可由职工大病保险基金按比例累进补助。其中，个人自付累计超过 1.5 万元低于 5 万元的部分，按 50%比例补助；超过 5 万元低于 8 万元的部分，按 60%比例补助；超过 8 万元的部分按 80%比例补助，补助金额不设封顶。据统计，2014 年 1～8 月，宜兴市符合职工大病补助条件的共有 1032 人，补助金额超 1 万元的 101 人，补助金额超 5 万元的 5 人，补助金额超 10 万元的 2 人。

参保人员在宜兴市职工大病保险补助规定范围内发生的住院和特殊病种门诊治疗费用，由职工大病保险基金按比例补助。宜兴市职工大病保险业务实行社会保险机构经办，通过公开招投标，确定由中国人寿保险股份有限公司无锡市分公司具体办理相关业务，并在宜兴市人力资源和社会保障局医保经办机构设置职工大病保险服务窗口。

自2012年以来，宜兴市城镇职工基本医疗保险基金普通门诊支出总额逐年上涨，从2012年的11 324万元增加至2018年的24 539万元，在城镇职工基本医疗保险基金中的占比略有波动，2016年达到最高值19.1%，其余年份都在17.0%左右。2014年起开始拨付资金购买商业大病保险，2014年以后统筹支付购买商业大病保险开始常态化。

2014～2018年，商业大病保险金额从441万元增至2018年的1544万元，占比在1.0%左右。相比普通门诊和商业大病保险，住院支出金额相对较高，其中，本地住院支出由2012年的24 595万元增加至2018年的57 913万元（城镇职工基本医疗保险基金总支出占比从2012年的36.0%增至2018年的40.0%，其中2016年增至53.8%），异地安置和转外就医住院支出由2012年的8751万元增加至2018年的15 203万元（城镇职工基本医疗保险基金总支出占比稳定在15.0%以下）。总体上，住院总支出（本地与异地）占比为城镇职工基本医疗保险基金总支出的50.0%左右，2012年略低（48.8%），2016年最高（67.7%），见表5-4和表5-5。

表5-4　2012～2018年宜兴市城镇职工基本医疗保险基金支出（单位：万元）

年份	普通门诊（个账）	住院统筹		其他支出		
		本地住院	异地安置/转外就医住院	大病保险	门诊慢性病补助	门诊特殊病种补助
2012	11 324	24 595	8 751	—	21 710	1 920
2013	12 645	31 033	11 143	—	19 516	2 781
2014	15 364	42 578	11 548	441	20 096	3 882
2015	18 247	50 674	13 022	1 111	23 217	4 839
2016	19 930	56 202	14 535	1 057	6 375	6 451
2017	21 691	58 064	15 190	1 110	32 188	8 716
2018	24 539	57 913	15 203	1 544	35 913	9 727

注：①宜兴市将异地安置住院和转外就医住院没有分开统计，故将其合并。②其他支出包括大病保险基金、职工补充保险基金、公务员补充保险基金等。③门诊慢性病补助和门诊特殊病种补助由职工补充保险基金或公务员补充保险基金支付

表 5-5　2012～2018 年宜兴市城镇职工基本医疗保险基金支出占比

年份	普通门诊（个账）	住院统筹		其他支出		
		本地住院	异地安置/转外就医住院	大病保险	门诊慢性病补助	门诊特殊病种补助
2012	16.6%	36.0%	12.8%	—	31.8%	2.8%
2013	16.4%	40.2%	14.4%	—	25.3%	3.6%
2014	16.4%	45.3%	12.3%	0.5%	21.4%	4.1%
2015	16.4%	45.6%	11.7%	1.0%	20.9%	4.4%
2016	19.1%	53.8%	13.9%	1.0%	6.1%	6.2%
2017	15.8%	42.4%	11.1%	0.8%	23.5%	6.4%
2018	16.9%	40.0%	10.5%	1.1%	24.8%	6.7%

注：①宜兴市将异地安置住院和转外就医住院没有分开统计，故将其合并。②其他支出包括大病保险基金、职工补充保险基金、公务员补充保险基金等。③门诊慢性病补助和门诊特殊病种补助由职工补充保险基金或公务员补充保险基金支付

宜兴市城镇职工基本保险制度实行门诊慢性病补助和门诊特殊病种补助。近年来，随着特殊病种种类的增加等因素，门诊特殊病种补助支出从 2012 年的 1920 万元迅速增加至 9727 万元，城镇职工基本医疗保险基金总支出占比从 2012 年的 2.8%迅速增加至 2018 年的 6.7%。门诊慢性病补助支出在 2012～2016 年波动较大，2016 年达到最低值（6375 万元，占 6.1%），2017～2018 年趋于稳定，占比在 24.0%左右。

5.2　城乡居民基本医疗保险制度

在基本建立以户籍和职业为划分的以城镇职工基本保险、居民基本医疗保险和新型农村合作医疗为主体的基本医疗保险体系后，我国部分地区开展了城乡医疗保障制度统筹试点工作。2012 年，国务院印发《“十二五”期间深化医药卫生体制改革规划暨实施方案》，提出“有条件的地区探索建立城乡统筹的居民基本医疗保险制度”。

作为城乡居民基本医疗保险先行试点地区，宜兴市于 2004 年率先建立城乡居民基本医疗保险制度，由宜兴市卫生局经办、管理，实行“政府组织、统一筹资、征管分离、互助共济、专款专用、以收定支、收支平衡”的原则。

5.2.1 发展历程简介

20 世纪 70 年代中期，约 90%的农村地区都实行了合作医疗。1970 年 8 月 1 日，宜兴农村地区开始实行合作医疗。20 世纪 80 年代以后，大多数农村地区的合作医疗制度解体或停办。

进入 21 世纪，“看病难”与“看病贵”两个问题逐步凸显出来。宜兴市政府自 2003 年 7 月初开始筹备新农合工作，成立了由卫生、财政、劳动保障、农业办公室、人寿保险公司等部门组成的新农合工作领导小组，并在市卫生局设立了新型农村合作医疗管理办公室（简称合管办）。

在制定实施方案的过程中，宜兴市新农合工作领导小组一方面组织人员到苏州、昆山、江阴、锡山、靖江等先行地区学习借鉴成功经验，召开了各镇分管领导、村干部和村民代表等多层次的座谈会，广泛听取意见；另一方面对全市卫生系统住院收入情况，各医院（卫生院）的住院费用情况，各镇的户数、人口数、已参加事业和企业医保的人数情况，以及五保户、低保户人数等进行了全面的调查摸底；秉持着方便参保对象就诊、技术等级机构合理、机构属性平等、动态管理的四项基本原则，确定了首批定点医疗机构，并在各定点医疗机构中设置了新农合服务窗口。

2004 年 1 月 1 日由宜兴市政府组织推动，正式实施政府补贴、个人筹资的宜兴新农合制度。宜兴新农合筹备之初，全市除了参加市职工基本医疗保险及企业职工大病住院医疗保险和学生平安保险的对象外，没有医疗保险的除了广大的农业人口外，还有一部分城镇居民，市委、市政府为了使宜兴全市居民都能享受到医疗保障，决定将没有参加医疗保险的城镇居民一并纳入新农合制度管理，因此，宜兴市的新农合制度也称为“宜兴市城乡居民基本医疗保险制度”，这也是宜兴市城乡居民基本医疗保险工作的特点。

宜兴市城乡居民基本医疗保险制度补偿模式为：门诊统筹（普通门诊补偿+特殊病种门诊补助）+住院统筹（普通住院补偿+困难群体住院实时医疗救助）+大病补助（年底医疗救助、二次补助）。2007 年，宜兴市城乡居民基本医疗保险制度把按病种付费的支付方式作为改革试点的内容，首推了以农村常见病、多发病为主的 10 个病种为限额结算病种①。2013 年，宜兴市城乡居民基本医疗保险管理委员会办公室发布《关于印发〈宜兴市新型农村合作医疗住院费用限额结算实施细则〉的通知》，文件中将原有的 10 个限额结算病种类型扩大至 20 个，见图 5-6。

① 新农合住院费用限额结算（简称限额结算），是建立在新农合制度基础上，由宜兴市新型农村合作医疗管理办公室与宜兴市范围内各定点医疗机构按协议约定，对新农合参合人员的住院费用实行限额付费的结算方式。为积极推行限额结算管理，宜兴市合管办根据新农合住院统筹平均补偿比例，设定限额结算的补偿政策。

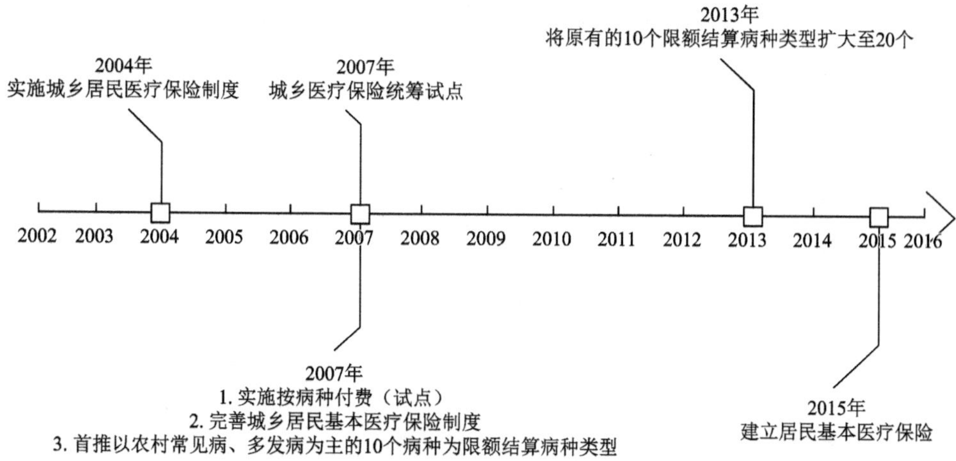

图 5-6　江苏省宜兴市城乡居民医疗保险改革关键时间节点（年份）

2017 年，宜兴市城乡居民基本医疗保险的筹资标准为每人每年 680 元，参保学生的筹资标准为每人每年 320 元，住院及门诊特殊病种治疗发生的符合规定的医疗费用统筹基金的最高支付限额提高至 20 万元。

同时，根据江苏省发展和改革委员会、人力资源和社会保障厅等六部门下发的《关于开展城乡居民大病保险工作的实施意见》和无锡市政府发布的《关于无锡市开展城乡居民大病保险工作的实施意见》的精神，宜兴市政府出台了相关文件，规定大病保险补偿起付标准为 2 万元，分段补偿比例是：参保职工个人负担费用在 2 万元以上（“以上”不含本数，下同）至 5 万元的部分补偿 50%；5 万元以上至 8 万元的部分补偿 60%；8 万元以上的部分补偿 80%；参保居民个人负担费用在 2 万元以上至 10 万元的部分补偿 50%；10 万元以上的部分补偿 55%。大病保险筹资标准为职工每人每年 40 元，城乡居民（含学生）每人每年 30 元（2017 年 1 月 1 日开始实施）。

5.2.2　筹资与支付

1. 人均筹资

宜兴市城乡居民基本医疗保险参保对象为本市行政区域范围内职工基本医疗保险制度覆盖以外的本市户籍的城镇和农村居民，以及本市各类学校的在校学生。2015～2019 年，宜兴市城乡居民基本医疗保险的筹资标准分别为每年 580 元/人、680 元/人、740 元/人、860 元/人、1000 元/人，见表 5-6。

表 5-6　宜兴市城乡居民基本医疗保险筹资情况　（单位：元/人）

年份	市级财政补贴	镇（园区、街道）财政补贴	个人自付	人均筹资总额
2015	240	160	180	580
2016	275	185	220	680
2017	295	185	260	740
2018	335	215	310	860
2019	420	250	330	1000

2. 支付标准

首先，门诊医疗待遇分普通门诊和特殊病种门诊。普通门诊医疗补助范围为参保对象在本市定点医疗机构门诊服务就诊时发生的药品可报费用和门诊一般诊疗费用。2018 年，普通门诊医疗补助按可报药品费用的 50%结报补偿，每人每日享受一次刷卡补偿，且单次补偿限额 37 元；每人每年累计最高补偿额 350 元。符合条件的特殊病种可以享受特殊病种门诊医疗补助，见表 5-7。

表 5-7　宜兴市特殊病种门诊医疗补助情况

特殊病种种类	门诊补助结报范围	结报比例	最高支付限额/（元/年）
尿毒症	血透治疗和腹透治疗	本市定点医疗机构支付 70% 市外公立医疗机构支付 60%	30 000
	与尿毒症相关的检查费用	70%	700
	相关并发症的药费	70%	3 500
器官移植	器官（限肝脏、肾脏、肺脏）移植后进行的抗排异治疗所需药品费	50%	10 000
恶性肿瘤	化学、放射治疗的治疗费，抗肿瘤类用药（不包括辅助用药）、中草药费（需要公办医疗机构的）及恶性肿瘤相关的检查费	50%	10 000
再生障碍性贫血	再生障碍性贫血专科药物治疗的费用（不包括营养费）	50%	10 000
系统性红斑狼疮	门诊药品费	50%	5 000
矽肺	相关治疗的药品费	50%	3 000
精神病	精神病所需的药品费	50%	2 000

续表

特殊病种种类	门诊补助结报范围	结报比例	最高支付限额（元/年）
帕金森氏综合征	帕金森氏综合征所需的药品费	50%	2 000
耐多药肺结核	门诊治疗费	50%	2 000
I 型糖尿病	门诊治疗费	50%	2 000
甲状腺功能亢进	门诊治疗费	50%	2 000
急诊患者 24 小时以内因抢救无效死亡	门诊费用	50%	2 000

其次，住院起付标准：社区卫生服务中心为 300 元，一级、二级医疗机构为 500 元，市内三级医疗机构为 800 元，市外指定医疗机构为 1000 元（表 5-8）。住院一次计算一次，年度内居民基本医保基金的最高支付限额为 20 万元。住院治疗发生的在起付标准以上、最高支付限额以下符合居民基本医疗保险支付范围的医疗费用，按就医医院的不同级别，设置不同的居民基本医疗保险基金和个人负担比例。

表 5-8　不同级别医疗机构城乡居民基本医疗保险基金起付标准

医院分类	符合居民医保支付范围的住院医疗费用	
	起付标准（住院一次计算一次）	居民医保基金支付比例
宜兴市社区卫生服务中心	300 元	80%
宜兴市一级医疗机构	500 元	80%
宜兴市二级医疗机构	500 元	70%
宜兴市三级医疗机构	800 元	65%
市外指定医疗机构（有转院手续）	1000 元	55%

注：参保人员前往市外非公立医疗机构住院的，若确定为就医地医保定点医疗机构（须提供当地医保经办机构证明材料），医保支付 35%；否则医保不予支付

最后，2019 年对居民基本医疗保险的参保人员在当年度内发生符合住院的合规费用，经居民基本医疗保险补偿后，个人负担累计超过 2 万元的部分，由大病保险基金按比例补偿，设定为 2 万元以上至 10 万元（含 10 万元）的部分，按 50%比例补助；10 万元以上的部分，按 60%比例补助。居民大病保险与基本医疗保险同步结算。此外，2019 年对参加居民基本医疗保险的建档立卡低收入人口和医疗

救助对象等困难群体，大病保险起付线降低 50%，各分段报销比例比普通参保人员提高 5 个百分点。同一年度内同一参保人员参加的医保险种如发生变化，大病保险数据分开统计，分别结算。

自 2018 年 1 月 1 日起，宜兴市进一步提高了居民医保结报待遇：参保居民门诊结报比例从 40%提高至 50%，同一药品门诊自理比例降低至与住院自理比例一致；参保学生年度内门诊医疗最高补偿额从 300 元提高至 350 元；参加居民基本医疗保险并符合大病保险规定的个人负担在 10 万元以上的部分，从 55%的补助比例提高到 60%；参加居民基本医疗保险的建档立卡低收入人口和医疗救助对象等困难群体，大病保险起付线降低 50%，各分段报销比例比普通参保人员提高 5 个百分点。截至 2018 年 9 月底，普通居民医保门诊累计结报 1 878 950 人次，结报金额 2727 万元，住院累计结报 59 547 人次，结报金额 21 021 万元；学生医保门诊累计结报 239 583 人次，结报金额 637 万元，住院累计结报 2822 人次，结报金额 1074 万元；居民大病保险累计补助 4885 人次，补助金额 1285 万元。

5.2.3　近年来运行情况

1. 参保情况

相比宜兴市城镇职工基本医疗保险参保人数不断增加，宜兴市城乡居民医疗保险参保人数不断减少，从 2012 年的 466 630 人逐步减少到 2018 年的 432 303 人，共计减少了 34 327 人。相应地，宜兴市城乡居民基本医疗保险的参保人数同比变化由 2012 年的−1.92%变化到 2018 年的−1.61%，见表 5-9 和图 5-7。

表 5-9　2012～2018 年宜兴市城乡居民基本医疗保险参保情况

年份	城乡居民基本医疗保险参保数/人	同比变化/%
2012	466 630	—
2013	457 691	−1.92
2014	456 017	−0.37
2015	453 151	−0.63
2016	447 569	−1.23
2017	439 373	−1.83

注：从 2018 年起，城乡居民基本医疗保险居民参保人数开始计入学生参保人数。2018 年，城乡居民基本医疗保险居民参保总人数约为 54.99 万人（包括学生 11.76 万人）

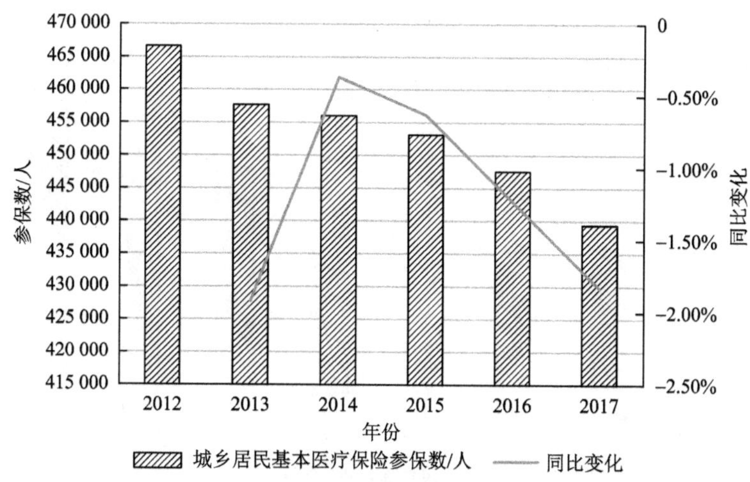

图 5-7　2013～2018 年宜兴市城乡居民基本医疗保险参保情况

2. 基金运行情况

城乡居民医疗保险基金运行情况同样可通过系统收入、系统支出和基金结余三个指标反映。系统收入反映每一结算年度城乡居民医疗保险筹资金额数，系统支出反映每一结算年度城乡居民医疗保险报销总金额数，主要包含普通门诊、门诊特殊病种、住院等部分。基金结余可由同一年度系统收入减去系统支出得到。

从系统收入、系统支出及基金结余单项指标变化来看，系统收入、系统支出和基金结余的绝对数都呈增大趋势。其中，系统收入从 2012 年的 19 598 万元增加到 44 402 万元，2018 年的系统收入较 2012 年翻了大约一番；系统支出也呈增大趋势，从 2012 年的 18 521 万元增加至 2018 年的 36 820 万元；基金结余总体上趋于稳定并略有结余，见表 5-10 和图 5-8。

表 5-10　2012～2018 年宜兴市城乡居民基本医疗保险基金收支情况

年份	系统收入		系统支出		基金结余	
	金额/万元	变化	金额/万元	变化	金额/万元	变化
2012	19 598	—	18 521	—	1 077	—
2013	19 220	−1.93%	19 220	3.77%	0	−1 077
2014	28 800	49.84%	26 377	37.24%	2 423	2 423
2015	26 282	−8.74%	26 646	1.02%	−364	−2 787
2016	30 434	15.80%	29 994	12.56%	440	804
2017	32 524	6.87%	25 555	−14.80%	6 969	6 529
2018	44 402	36.52%	36 820	44.08%	7 582	613

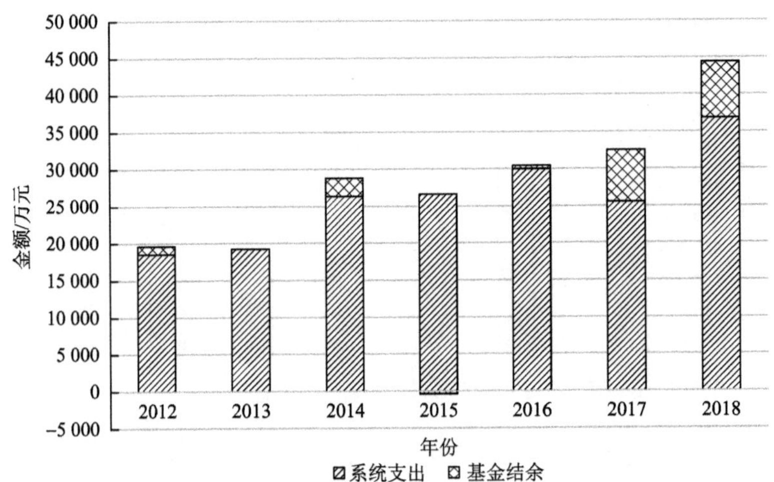

图 5-8　2012～2018 年宜兴市城乡居民基本医疗保险基金收支情况

3. 基金支出结构

宜兴市城乡居民医疗保险基金主要支出结构可以分为以下几个部分：普通门诊、门诊特殊病种、住院统筹及商业大病保险支出等。

2012～2018 年，宜兴市城乡居民医疗保险基金各项支出均在稳步增长。其中，普通门诊支出从 2012 年的 1704 万元增至 2018 年的 3548 万元，特殊病种相关支出从 2012 年的 477 万元增至 2018 年的 1420 万元，住院相关支出（包括本地住院、异地安置和转外就医住院）从 2012 年的 17 335 万元增至 2018 年的 27 900 万元（表 5-11）。

表 5-11　2012～2018 年宜兴市城乡居民基本医疗保险基金支出构成（单位：万元）

年份	门诊		住院	大病保险
	普通门诊	特殊病种	本地住院/异地安置/转外就医住院	
2012	1 704	477	17 335	—
2013	2 002	640	19 000	—
2014	2 343	850	23 300	—
2015	2 575	1 008	25 400	—
2016	2 590	1 146	26 800	—
2017	2 961	1 341	27 800	2 375
2018	3 548	1 420	27 900	2 412

从各项支出占比来看，历年来住院相关支出（包括本地住院、异地安置和转外就医住院）占比最高，2012～2016 年占比在 88.0%左右，2017～2018 年开始下降并稳定在 80.0%左右。特殊病种相关支出的占比最低，从 2012 年的 2.44%稳步增长到 2018 年的 4.02%，见表 5-12。

表 5-12　2012～2018 年宜兴市城乡居民基本医疗保险基金支出占比

年份	门诊		住院	大病保险
	普通门诊	特殊病种	本地住院/异地安置/转外就医住院	
2012	8.73%	2.44%	88.82%	—
2013	9.25%	2.96%	87.79%	—
2014	8.84%	3.21%	87.95%	—
2015	8.88%	3.48%	87.64%	—
2016	8.48%	3.75%	87.77%	—
2017	8.59%	3.89%	80.63%	6.89%
2018	10.06%	4.02%	79.08%	6.84%

5.3　基本医疗保险基金监管措施

5.3.1　严格审核把关，确保支付无误

2016 年，宜兴市医保部门研究制定了医保中心各科室业务经办内控制度，明确了各科室工作职能、科长工作职责及工作人员操作权限，同时对科室与科室交叉业务联合审批作了相关规定。有效规避业务审批人为因素的风险。2019 年以来，宜兴市医疗保障局经办服务窗口克服人手紧、任务重、大额医疗费增多、审核难度大等困难，严格把关每笔医疗费用审核、复核，确保了待遇支付准确无误。2016 年，职工医保审核结算 14 939 人次，审核医疗总费用 17 127.32 万元，审核不可报医疗费用 3341.87 万元，居民（含学生）医保审核结算 7667 人次，审核医疗总费用 12 003.94 万元，审核不可报医疗费用 2538.74 万元；2017 年内，职工医保审核结算 16 812 人次，审核医疗总费用 18 870.46 万元，审核不可报医疗费用 3860.33 万元，居民（含学生）医保审核结算 9990 人次，审核医疗总费用 16 286.36 万元，审核不可报医疗费用 6000.01 万元。截至 2018 年 9 月底，支付两定点医药机构医疗费用合计 99 900.66 万元，其中支付定点零售药店 28 748.5 万元，定点医院

71 152.16 万元。医保异地联网结算科窗口合计接待报销 15 258 人次，审核医疗费用 20 053.32 万元，医保基金支付 11 899.56 万元。

2016 年 1 月 1 日，原隶属卫生局的城乡居民医保结算系统整体切换，平稳接入“金保系统”，城乡居民基本医保结算系统成功上线。同时，宜兴市医保中心在人力资源和社会保障局信息中心的大力支持下，及时改造信息系统，在全省范围内开通了职工医疗保险异地就医实时结算医疗保险待遇。当年申请办理省内异地联网结算的有 228 人，门诊成功结算医疗待遇 410 人次，结算医疗总费用 52 132.44 元，住院成功结算 22 人次，结算医疗费用 279 742.89 元；省内其他地区来宜就医并成功实时结算医疗费用的，门诊就医人员有 53 人次，医疗费用 7005.37 元，办理住院结算的有 2 人次，结算医疗费用 12 489.27 元。

随着社会保障信息系统不断完善，参保人员基础信息做到了基本共享，为保障参保人员医疗待遇不受影响，宜兴市医保中心要及时做好参保人员特殊病种登记、慢性病鉴定和灵活就业人员足额存款后社会保障卡及时解封，以及转诊转院、异地安置、特药审批和结算等工作。截至 2018 年 9 月底，医保结算窗口登记特殊病种 1471 人，其中肿瘤病人 1363 人、透析病人 90 人、组织器官移植病人 18 人。组织慢性病医疗补贴鉴定 3 次，鉴定通过 968 人，累计通过慢性病鉴定人数为 11 081 人；办理职工医保转诊转院审批 6186 人次；居民医保转诊转院审批 781 人次。

5.3.2　强化协议服务，规范定点管理

加强医保定点医疗机构和定点零售药店的监督检查，是保障医保基金安全运行的重要环节。2016 年，宜兴市医保中心重新修改了定点零售药店基本医疗保险服务协议，重点突出了定点药店违约应承担的责任，从违约扣分到暂停医保结算，直至取消定点资格等，设置了明确条款，同时年度内考核得分直接关联全年医疗费结算。首先，整合了职工医保和居民医保定点医疗机构服务协议，明确了双方的责任、权利和义务；其次，整合城乡居民医保专管员队伍，将其职能范围扩大到职工医保参保人员入院后的医疗行为监管；最后，利用大病保险管理人员和城乡居民医保网上审核医生，通过网络信息实时监控异常情况，主要追查超范围收费、病历医嘱与费用结算不一致等情形。2016 年已查处定点医院：挂床住院 13 例、冒名顶替 1 例、不规范收费 248 例，追回不规范医疗费用 251 017.51 元；对定点药店作出行业内通报 4 次，暂停医保服务的 12 家，追回不规范医疗费用 12 115.9 元，考核扣分达到年度结算扣款的 24 家。

自 2016 年成立医保专管员队伍和智能监管平台监管队伍以来，逐渐形成了网上监察日常查，季度检查定时查，接受举报及时查的“两定点”监管模式。2017 年

已经建立起了在院病人专员管理、智能平台网上管理、监管医生病历审核、疑难病例专家审查的四位一体监管体系。2017 年，通过集中检查和专项检查、网上监察和实地核查等多种形式，对事前、事中和事后及时跟踪，查处定点医院：挂床住院 9 例，其他日常检查、病历审核、专项检查等共计追回不规范医疗费用 219.25 万元；定点药店暂停医保协议 17 家，考核得分已达到扣款标准的 56 家，在年终考核时一并扣除。2018 年初，统一安排部署对定点医疗机构骗取医疗保险基金进行专项检查，当场查处不在床人员 146 人，病历送审后确定不合理收治 23 人，合计扣款 24.54 万元。

按照相关规定，经科学合理测算，宜兴市医保中心及时下达了各定点医疗机构职工医保、居民医保的年度总量控制指标、次均住院费用及质量管理考核指标。根据 2018 年初重点工作安排，对宜兴全市 141 家老定点药店严格对照定点药店准入条件进行申报材料初审和现场复审。其中有 139 家符合准入条件，对 2 家不符合条件的药店进行了联网暂停，并要求其在年度内完成整改。截至 2018 年 9 月底，办理了 7 家定点药店变更、2 家定点医疗机构变更及 1 家护理院的医保准入。另外，宜兴市医保中心与宜兴市第二人民医院紧密联系和沟通，根据前些年的矽肺病人费用支出情况，同时针对工伤矽肺病人的特点，重新进行测算，提出多种新的包干方案供选，完成了 2018 年度宜兴市第二人民医院工伤矽肺医疗费用结算总额的测算，签订了新的服务协议。

5.3.3　建设信息系统，助力异地结算

2017 年 1 月 1 日，城乡大病保险即时结算系统正式上线，参保人员在市内使用社会保障卡结算住院费用时，可与基本医保待遇同步结报，即时享受大病保险待遇；同天，职工医保无锡“大市一卡通”项目也正式上线运行，并逐步将无锡“大市一卡通”办理权限下放到各乡镇。宜兴市参保职工在无锡大市范围内可以选择无锡市区或江阴作为指定就医地，在办理“大市一卡通”登记后，可以在参保地和就医地的定点医疗机构直接刷卡就医，享受参保地医疗保险政策待遇。2017 年已办理无锡“大市一卡通”的有 24 141 人，省内异地联网结算的有 673 人，跨省异地安置的有 48 人，跨省异地联网结算的有 58 人。

2018 年以来，无锡“大市一卡通”平台平稳运行、省内异地联网结算基本畅通、跨省异地联网结算日益频繁，各类异地联网结算业务顺利开展。为了进一步方便参保人员的就医需要，2019 年上半年还开通了无锡“大市一卡通”微信自助办理。截至 2018 年 9 月底，办理无锡“大市一卡通”6053 人次，办理异地安置 1111 人次，其中省内异地安置 647 人次、跨省异地安置 464 人次，办理单次市外转诊联网结算 387 人次，完成异地联网结算合计 119 311 人次，其中无锡“大市一卡通”结

算 102 670 人次、省内异地联网结算 16 283 人次、跨省联网结算 358 人次。完成市内异地代支付 2380.12 万元。

同时，宜兴市医保中心认真细致做好“三目录”的比对维护工作，紧跟江苏省人力资源和社会保障厅步伐，同步进行“三目录”的更新，确保宜兴作为参保地和就医地“三目录”上传比对的准确性。此外，经过数轮研讨和目录库、异地安置人员、异地医院信息上传等数据梳理准备，宜兴市于 2017 年 6 月正式接入部级平台，实现跨省异地联网刷卡结算。在做好结算的同时，对各类异地联网结算数据进行认真及时对账，按照上级要求做到一卡通平台数据按周对账，省内一卡通平台数据按日对账，跨省结算数据按笔对账，确保误差数据及时纠错，结算数据每月对平。在城乡居民基本医疗保险“三目录”库整合的基础上，宜兴市加快推进城乡居民医保异地联网结算工作。2018 年 9 月底，宜兴市城乡居民基本医疗保险异地联网结算模块全面上线，参保居民长居外地或省内（非无锡）转诊转院一经登记备案，均可持社会保障卡、身份证在异地就医时享受即时结报。截至 2018 年底，宜兴市参保居民已成功实现异地联网结算 4 人次，基金支付 86 658 元。

5.3.4 建造智能平台，多方协同监管

经过一年的建设，2017 年宜兴市医保智能监管平台已经成型并上线，在 6 月份推出医保医师管理办法，对医师信息进行统一编码，其他数据也按照规范要求，陆续完成上传。2018 年，在新目录库及实时结算数据导入的基础上，建立了 45 条管理规则、64 条医学规则、12 条政策规则。直接扣款规则提示扣款数据下发各定点医疗机构督促其进行整改，并在整改后一段时间内进行了复查，对整改效果进行评估。

2017 年 3 月 1 日，宜兴市医保中心成功上线外伤病人登记审批系统。各医院的医保专管员可以通过该软件，第一时间将外伤病人的致伤情况登记上传。外伤登记后，读取社会保障卡时就会自动提示登记信息，在各定点医疗机构之间实现了信息共享，对不符合医疗保险结报范围的外伤人员，则会自动封锁其社会保障卡住院结算功能 15 天。该系统上线后，提升了外伤认定的及时性、准确性，尽量避免了参保人员表述含糊、事后反复，切实加强了对外伤病人的医疗监管力度。

2018 年以来，宜兴市医保中心通过医院实地了解、集中业务培训等形式提升了专管员的业务素质和能力，并继续借助第三方的力量，加强外伤病人的调查、定点医疗机构病历专家送审等工作。截至 2018 年 9 月底，共计审批外伤病人 12 456 人次，拒报 5045 人次，送审病历违规扣款 139.61 万元。外伤病人审核通过院内实时报销 6458 件，金额 10 133.31 万元，院内直接审核后拒赔的有 4783 件，金额 6568.04 万元，经调查人员调查后拒赔 262 件，金额 547.7 万元。

2018 年，宜兴市医保中心共接到群众举报 5 起，其中 3 起冒名顶替，对照协议对相关医疗机构和当事人进行了相应处理；2 起药店违规，对药店进行了暂停联网结算一个月的处理。根据卫生部门的建议对宜兴市南新卫生院暂停了联网结算，督促其按要求进行整改，并配合卫生部门进行了联合验收，通过后恢复联网结算。此外，认真做好来电、来访政策咨询的接待工作，及时办理两会代表建议意见答复 7 件（答复意见均为满意），办理各类信访、网站答复和咨询工单等 138 件。

第 6 章　宜兴市医疗卫生发展情况

6.1　医疗卫生服务情况

2013～2017 年，宜兴市全市门（急）诊人次从 326.98 万上升至 390.23 万。从年增长幅度来看，年增长幅度最高为 0.09%（2014 年相比 2013 年），最低为 0.02%（2016 年和 2015 年），2017 年回升至 0.04%。此外，全市住院总人次由 2013 年的 13.99 万上升为 2017 年的 19.48 万。同样，住院人次增长情况与门（急）诊人次增长情况相类似。与 2013 年相比，年增长幅度最高为 12.79%（2014 年），最低为 0.04%（2015 年），2017 年回升至 10.12%，见表 6-1。

表 6-1　宜兴市各级各类医疗机构服务量情况

年份	全市		其中的社区卫生服务机构		
	门（急）诊/万人次	住院/万人次	门（急）诊/万人次	门诊总收入/万元	基本药物销售额/万元
2013	326.98	13.99	137.02	6920.72	5283.91
2014	357.62	15.78	145.24	7682.00	6076.50
2015	365.85	16.47	146.94	8384.29	6746.29
2016	373.50	17.69	149.88	8410.28	6948.68
2017	390.23	19.48	156.13	—	8034.08

2013～2017 年，宜兴市社区卫生服务机构门（急）诊人次占全市门（急）诊人次比例逐年在微幅度下降，从 2013 年的 41.90%缓慢下降至 2017 年的 40.01%。与之相比，社区卫生服务机构的门诊总收入和基本药物销售额均在稳定上升，其中，基本药物销售额从 2013 年的 5283.91 万元上升至 2017 年的 8034.08 万元。此外，从门诊费用来看，2014～2017 年，社区卫生服务中心门诊次均费用上涨 12 元，年均上涨 3 元；社区卫生服务站次均费用上涨 9 元，年均上涨 2.25 元，见表 6-2。

表 6-2　宜兴市社区卫生服务中心和服务站门诊费用（单位：元/人次）

年份	社区卫生服务中心	社区卫生服务站
2014	75	45
2015	79	47
2016	84	52
2017	87	54

6.2　宜兴市人民医院

县级公立医院是县域医疗卫生服务体系的龙头，是县域内三级医疗卫生服务体系的中枢，是连接城市大医院与基层医疗卫生机构的桥梁和纽带，在医疗服务体系建设和公立医院改革中有着不可替代的作用。

6.2.1　基本情况

宜兴市人民医院成立于 1946 年，是综合性三级甲等西医医院，全市的医疗急救中心，江苏大学的附属医院，宜兴临床医学院、扬州大学医学院宜兴临床学院和南京医科大学、东南大学医学院的教学医院，江苏省基本现代化医院，江苏省平安医院，江苏省实施患者安全目标合格医院。2018 年宜兴市人民医院全面落实三级甲等医院对标建设，医院综合竞争力居全国县市级医院前 5 名。宜兴市人民医院占地 4.4 万平方米，建筑面积 10.6 万平方米，固定资产 7.7 亿元。拥有双源 CT、SPECT/CT、3.0T 核磁共振、1.5T 核磁共振、DSA、DR、数字胃肠机等共计 5.4 亿余元的医疗设备，院区环境优美，园林化生态化环境建设已具规模。

2019 年，宜兴市人民医院现有在职职工 2200 余人，其中高级职称职工 350 余人，编制床位 1200 张，实际开放床位 1585 张。2018 年医院接收门急诊病人 183.76 万余人次，收治住院 7.53 万余人次。2018 年，宜兴市人民医院新院区顺利开工，新建设的血站、急救中心、第五人民医院顺利完工，正式启用。每年门急诊达 500 多万人次，住院约 19 万人次，手术约 14 万台次，市域内就诊率超过 90%。

6.2.2　卫生人力

宜兴市人民医院职工按从事岗位不同可分为医护人员、医技人员和行政人员三种类别。2018 年，宜兴市人民医院医护人员数为 2050 人，医技人员为 168 人，行政人员为 59 人，共计 2277 人，职工总规模较上年（2017 年为 2206 人）略有增长，见表 6-3。

表 6-3　2018 年宜兴市人民医院职工情况　（单位：人）

人员类别	人员数量
医护人员数	2050
医技人员数	168
行政人员数	59
合计	2277

注：医护人员指医生和护士

专业技术人员可划分为初级、中级和高级三个级别，职称结构反映了医院的卫生人力资源专业技术情况，是衡量医院技术能力的重要指标。2018 年医院共有 2224 人获得专业技术职称，初级、中级及高级职称比重分别为 53.59%、28.78%、17.63%，见表 6-4。

表 6-4　2018 年宜兴市人民医院专业技术人员职称构成情况

职称级别	人员数量	占比
高级职称	392	17.63%
中级职称	640	28.78%
初级职称	1192	53.59%
合计	2224	100%

2014～2018 年，宜兴市人民医院专业技术人员总量不断增加，由 2014 年的 1968 人变化至 2018 年的 2224 人，增加 256 人。其中，高级职称人员数量由 2014 年的 268 人增长至 2018 年的 392 人，增加人数为 124 人，每年增幅 10%左右。相较于高级职称变化来说，中级职称和初级职称人数的占比相对比较稳定，2018 年宜兴市人民医院的中级职称人员和初级职称人员数量分别为 640 人、1192 人，其中初级职称人数较 2014 年增加 38 人（表 6-5）。

表 6-5　2014～2018 年宜兴市人民医院专业技术人员职称变化（单位：人）

年份	高级职称	中级职称	初级职称	合计
2014	268	546	1154	1968
2015	285	556	1165	2006
2016	317	564	1251	2132
2017	338	654	1214	2206
2018	392	640	1192	2224

根据医院中各岗位职能划分，卫生人力资源分为以下几类：卫生技术人员、其他技术人员、管理人员和工勤技能人员。2018 年，卫生技术人员数量为 2050 人，比 2017 年增加了 3.96%，其他技术人员数量为 60 人，比 2017 年增加了 22.45%，管理人员数量为 59 人，比 2017 年减少了 9.23%，工勤技能人员为 108 人，较上年减幅 10%，见表 6-6。

表 6-6　2014～2018 年宜兴市人民医院卫生人力资源情况

年份	卫生技术人员		其他技术人员		管理人员		工勤技能人员		合计/人
	数量/人	变化	数量/人	变化	数量/人	变化	数量/人	变化	
2014	1809	—	37	—	43	—	114	—	2003
2015	1873	3.54%	29	−21.62%	44	2.33%	114	0	2060
2016	1934	3.26%	56	93.10%	65	47.73%	115	0.88%	2170
2017	1972	1.96%	49	−12.50%	65	0	120	4.35%	2206
2018	2050	3.96%	60	22.45%	59	−9.23%	108	−10.00%	2277

卫生技术人员是医院卫生人力的主体，根据卫生技术人员从事岗位不同进行进一步的细分，卫生技术人员分为执业医师、执业助理医师、注册护士、药师（士）、检验技师（士）、影像技师（士）和其他卫生技术人员。从数据来看，执业医师和注册护士是主体。2018 年，执业医师人数 704 人，注册护士人数 1017 人，见表 6-7。

表 6-7　2014～2018 年宜兴市人民医院不同岗位卫生技术人员情况（单位：人）

年份	执业医师	执业助理医师	注册护士	药师（士）	检验技师（士）	影像技师（士）	其他卫生技术人员	合计
2014	625	1	950	71	62	20	80	1809
2015	639	1	935	71	66	21	140	1873
2016	656	1	943	62	61	25	186	1934
2017	690	1	1010	64	60	22	125	1972
2018	704	1	1017	68	65	25	170	2050

6.2.3　医疗服务

2014～2018 年宜兴市人民医院的总诊疗人次总体呈现逐年上升的趋势，由 2014 年的 1 669 209 人次增长到 2017 年的 1 858 553 人次，2018 年总诊疗人数略有下降，较 2017 年减少 20 962 人，归因于宜兴市与无锡市建立“大市一卡通”，患者去无锡市就医报销简化且出于追求更优质的医疗服务的心理，更趋向于去无锡市的市级医院就医，患者外流。

2014～2018 年，宜兴市人民医院入院人数和出院人数基本处于平衡状态，2018 年入院人数 75 310 人次，出院人数 75 417 人次，门诊处方数 997 182 张。良好的医患关系是医疗活动顺利开展的基础，宜兴市人民医院 2014～2018 年出现医疗纠纷例数较低，医患关系比较融洽，纠纷始终处于 50 例以下，其中，2014 年发生医疗纠纷数最低，发生 37 例，2016 年发生医疗纠纷数最多，发生 48 例，见表 6-8 和图 6-1。

表 6-8　2014～2018 年宜兴市人民医院患者诊疗情况

年份	总诊疗/人次	入院/人次	出院/人次	门诊处方总数/张	医疗纠纷数/例
2014	1 669 209	62 957	62 952	959 026	37
2015	1 693 682	66 421	66 460	938 837	47
2016	1 742 524	70 389	70 349	891 278	48
2017	1 858 553	75 836	75 651	925 950	45
2018	1 837 591	75 310	75 417	997 182	47

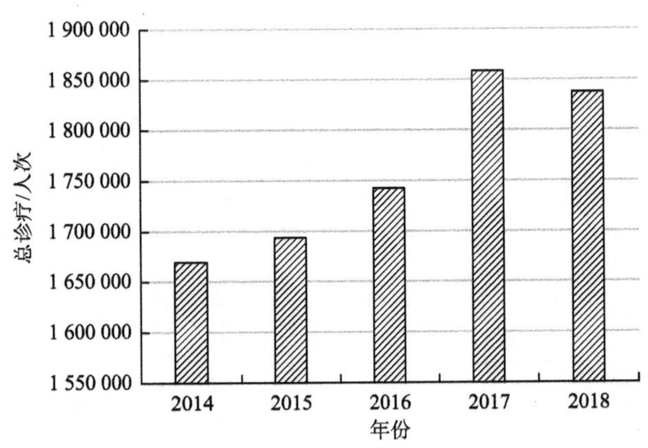

图 6-1　2014～2018 年宜兴市人民医院总诊疗人次

具体来看，宜兴市人民医院总诊疗人次呈上升趋势，原因是门诊和住院人次的稳步增加，因此门诊医疗收入和住院医疗收入不断增加，2018 年门诊医疗收入 48 267.0 万元，住院医疗总收入 92 020.9 万元，见表 6-9。

表 6-9　2014～2018 年宜兴市人民医院医疗收入情况

年份	门诊		住院	
	人次	医疗收入/万元	人次	医疗收入/万元
2014	1 669 209	34 470.6	62 957	73 465.2
2015	1 693 682	37 412.7	66 421	79 144.5
2016	1 742 524	40 363.8	70 389	85 817.4
2017	1 858 553	45 197.0	75 836	90 159.9
2018	1 837 591	48 267.0	75 310	92 020.9

6.2.4　医疗收入

卫生资金的运行状况影响着医院的诸多方面，如医院的技术设备引进更新、医务人员的薪酬等，充分了解医院业务情况并综合分析医院的卫生资金运行状况有利于了解医院目前医疗业务现状，反映医药、医保与医院的内在联系进而发现“三医联动”现存不足，推动医院长远发展。医院卫生资金状况与医疗卫生工作量紧密结合，围绕医疗卫生展开的工作是医院的主体业务，医疗卫生工作量很大程度决定了医院整体的收入。

2012 年江苏省颁布《江苏省县级公立医院综合改革试点实施意见》，宜兴市被选为江苏省公立医院综合改革试点县之一，文件中要求江苏省省内所有县级公立医院实施价格综合改革，取消药品加成，县级公立医院药品实行零差率销售，医院补偿改为医疗服务收费和政府补助两个渠道，提高体现医务工作人员技术劳务价值的护理、诊疗、手术和传统中医医疗服务的价格，并降低部分检验检查的价格。自推行综合改革以来，宜兴市人民医院逐步取消药品加成，实施药品零差率，医疗费用组成结构也发生了较大的变化。

宜兴市人民医院的总收入由医疗总收入、财政补助收入、科教项目收入及其他收入四大部分组成，占主要部分的是医疗收入，比重约为 95%（以 2014 年数据为例，医院总收入为 113 145.0 万元，医疗总收入为 107 935.8 万元）。其中，医疗总收入主要包括门诊收入和住院收入。门诊收入和住院收入中都存在药品收入、材料收入、检查收入、化验收入、手术收入、治疗收入等项目。

从时点数据看，2018 年宜兴市人民医院总收入达 145 791.5 万元（约 14.58 亿元），医疗总收入为 140 287.9 万元（约 14.03 亿元），占医院总收入比重为 96.23%。其中，药品收入 49 433.3 万元，占医疗总收入比重为 35.24%；检查收入 25 573.7 万元，占医疗总收入比重 18.23%；卫生材料收入 23 711.1 万元，占医疗总收入比重 16.90%，见表 6-10 和表 6-11。

表 6-10　2014～2018 年宜兴市人民医院收入构成（一）

年份	医院总收入/万元	医疗总收入/万元	药品收入		检查收入	
			收入/万元	占医疗总收入比重	收入/万元	占医疗总收入比重
2014	113 145.0	107 935.8	41 202.3	38.17%	18 050.6	16.72%
2015	121 197.9	116 557.2	45 076.5	38.67%	19 802.8	16.99%
2016	130 987.3	126 181.2	48 473.0	38.42%	20 648.2	16.36%
2017	140 800.4	135 356.9	50 462.0	37.28%	23 610.8	17.44%
2018	145 791.5	140 287.9	49 433.3	35.24%	25 573.7	18.23%

表 6-11　2014～2018 年宜兴市人民医院收入构成（二）

年份	卫生材料收入/万元	卫生材料收入占比				
		门诊/万元	占医疗总收入比重	住院/万元	占医疗总收入比重	合计占医疗总收入比重
2014	17 563.4	964.9	0.89%	16 598.5	15.38%	16.27%
2015	18 763.8	1 041.3	0.89%	17 722.5	15.20%	16.10%
2016	21 683.4	1 164.9	0.92%	20 518.5	16.26%	17.18%
2017	22 632.6	1 455.9	1.08%	21 176.7	15.65%	16.72%
2018	23 711.1	1 568.6	1.12%	22 142.5	15.78%	16.90%

从收入变化趋势来看，宜兴市人民医院的医院总收入、医疗总收入都呈现逐年上涨的趋势，见图 6-2，这与经济水平的不断提高有密切的关系。药品收入也在增长，药品收入最高的年份是 2017 年，收入为 50 462 万元。尽管如此，药物收入占总收入比重呈下降趋势，由 2014 年的 38.17%下降到 2018 年的 35.24%，值得一提的是，降幅最明显的 2018 年（35.24%）比 2017 年（37.28%）下降 2.04 个百分点，

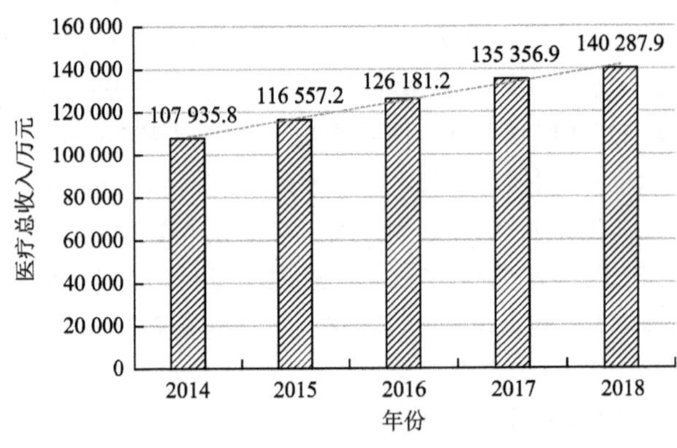

图 6-2　2014～2018 年宜兴市人民医院医疗总收入

这与医院对于药品合理使用的重视和监管有密切关系。在药品收入占比下降的同时，宜兴市人民医院的检查收入、卫生材料收入占比却出现了一定程度的上升，分别从 2014 年的 16.72%和 16.27%上升为 2018 年的 18.23%和 16.90%，总体上变化不是很明显。

将药品收入、检查收入及卫生材料收入情况按门诊、住院进行分类统计，可以看出，2014～2018 年宜兴市人民医院的门诊药品收入、门诊检查收入、门诊卫生材料收入上升幅度分别高于住院药品收入、住院检查收入、住院卫生材料收入。同时，国家基本药物收入占药品总收入的比例也在逐步提高，2018 年达到 26.62%，见表 6-12 和表 6-13。

表 6-12　2014～2018 年宜兴市人民医院药品、检查及卫生材料收入情况（单位：万元）

年份	药品收入		检查收入		卫生材料收入	
	门诊	住院	门诊	住院	门诊	住院
2014	15 436.6	25 765.7	11 164.3	6 886.3	964.9	16 598.5
2015	17 264.3	27 812.2	11 736.3	8 066.5	1 041.3	17 722.5
2016	18 718.0	29 755.0	12 468.0	8 180.2	1 164.9	20 518.5
2017	20 674.7	29 787.3	14 099.4	9 511.4	1 455.9	21 176.7
2018	21 119.4	28 313.9	15 734.7	9 839.0	1 568.6	22 142.5

表 6-13　2014～2018 年宜兴市人民医院药物收入情况

年份	药品收入/万元			基本药物	
	门诊	住院	合计	门诊及住院收入/万元	占药品收入比例
2014	15 436.6	25 765.7	41 202.3	7 868.0	19.10%
2015	17 264.3	27 812.2	45 076.5	8 310.9	18.44%
2016	18 718.0	29 755.0	48 473.0	11 062.9	22.82%
2017	20 674.7	29 787.3	50 462.0	12 315.2	24.40%
2018	21 119.4	28 313.9	49 433.3	13 160.9	26.62%

6.2.5　资产负债

资产负债率可以反映债权人提供的资金占全部资金的比重，以及企业资产对债权人权益的保障程度，是衡量经营主体负债水平及风险程度的重要标志，在经营管理中，资产负债率的高低也不是一成不变的，对于债权人、投资者（或股东）或经营者，其期望的资产负债率各不相同，一般认为资产负债率在 40%～60%

不会影响经营主体的正常经营活动，资产负债率越低（50%以下），表明经营主体的偿债能力越强。

根据宜兴市人民医院资产负债情况，2018 年宜兴市人民医院资产负债率=负债/资产=33 490.1/76 222.6=43.94%。可知，2018 年宜兴市人民医院的资产负债率为 43.94%（总负债为 33 490.1 万元，总资产为 76 222.6 万元），处于 40%～60%，资产负债率处于相对适宜水平，从该指标可得出医院经营管理状态良好。

流动比率通常用来衡量经营主体偿还债务安全性及偿债能力，根据“流动比率=流动资产/流动负债”及宜兴市人民医院资产负债情况数据（表 6-14），可计算得到宜兴市人民医院各年度流动比率，其中 2018 年宜兴市人民医院的流动比率为 1.25（流动资产为 41 913.4 万元，流动负债为 33 466.7 万元），一般而言，流动比率指标应保持在 2∶1 的水平，宜兴市人民医院的流动比率未达到该水平，结合资产负债率及流动比率可得出，宜兴市人民医院的流动资产对流动负债的保障程度较低，容易出现偿债能力问题，进而影响医院的长期经营。

表 6-14　2014～2018 年宜兴市人民医院资产负债情况　（单位：万元）

年份	总资产			总负债			净资产
	流动资产	非流动资产	合计	流动负债	非流动负债	合计	
2014	33 532.2	41 273.9	74 806.1	25 624.8	0	25 624.8	49 181.3
2015	37 900.0	39 192.9	77 092.9	27 116.8	0	27 116.8	49 976.1
2016	44 286.3	36 289.9	80 576.2	31 348.9	0	31 348.9	49 227.3
2017	41 269.4	37 811.8	79 081.2	33 458.4	23.4	33 481.8	45 599.4
2018	41 913.4	34 309.2	76 222.6	33 466.7	23.4	33 490.1	42 732.5

注：根据宜兴市人民医院提供数据整理、计算所得

6.3　宜兴市和桥医院

我国的乡镇卫生院承担着常见病和多发病的诊疗、基本公共卫生服务、健康管理等功能，向上级医院转诊超出自身服务能力的常见病、多发病及危急和疑难重症病人，并承担辖区内的公共卫生管理工作，负责村卫生室业务管理和技术指导工作。

宜兴市历史上曾有 40 多个乡镇，全部建有政府主办的乡镇卫生院，规模大、人口多、经济比较好的中心乡镇建区中心医院。后来，宜兴几经行政区划调整，40 多个乡镇被整合为 18 个镇（街道），分为七大片区，除了市政府所在的宜城街道外，其他六大片区各自建有区中心医院。宜兴市和桥医院就是其中一所区中心

医院。和桥医院是以和桥镇为中心，向外辐射万石、南新、漕桥、屺亭等周边地区的中心医院。

6.3.1　基本情况

和桥镇位于宜兴市北部。东连万石镇，南靠屺亭镇、高塍镇，西至滆湖，北与常州市武进区漕桥镇、寨桥镇交界。面积 96.71 平方千米，其中水域面积 3.2 万亩①，2019 年常住人口 6.921 万人。镇驻地建成区面积 3.5 平方千米，镇政府驻和桥西横街，在市政府驻地北 13 千米处。

宜兴市和桥医院始建于 1951 年，主管部门为宜兴市卫生健康委员会，是一所集医疗、预防、保健为一体的公立性二级乙等综合医院，医疗服务涵盖和桥镇及片区的内屺亭街道、高塍镇、万石镇等周边乡镇，2010 年成为无锡市第三人民医院的协作医院，2016 年与宜兴市中医医院建立医疗联合体。

宜兴市和桥医院占地面积 12 295 万平方米，有编制床位 160 张，实际开放床位 180 张；拥有 CT、DR、电子胃肠镜、电子腹腔镜、彩超等一批先进医疗设备。医院目前开设烧伤整形科、普外科、骨科、心血管内科、妇产科、眼耳鼻咽喉科等 27 个一级、二级临床科室（组），以及药剂科、放射科等 6 个医技科室。

6.3.2　卫生人力

和桥医院 2018 年有职工共计 304 人，其中医护人员 192 人，医技人员 97 人，行政人员 15 人。从人员职能构成来看，医护人员占 63.2%，医技人员占 31.9%，行政人员占 4.9%，见表 6-15。

表 6-15　2018 年宜兴市和桥医院人员情况（按职能划分）

类别	数量/人	占比
医护人员数	192	63.2%
医技人员数	97	31.9%
行政人员数	15	4.9%
合计	304	100%

注：医护人员指医生和护士。部分数据由于四舍五入，相加不为 100%，余同

和桥医院 2018 年有 268 名专业技术人员，其中高级职称有 27 人、中级职称有

① 1 亩≈666.67 平方米。

80 人、初级职称有 161 人。从人员职称构成来看，高级职称占比 10.1%，中级职称占比 29.9%，初级职称占比 60.1%，见表 6-16。

表 6-16　2018 年宜兴市和桥医院人员情况（按职称划分）

职称级别	数量/人	占比
高级职称	27	10.1%
中级职称	80	29.9%
初级职称	161	60.1%
合计	268	100%

注：高级、中级和初级职称指本院获得高级、中级和初级职称的所有人

6.3.3　医疗服务

2014～2018 年，年门诊人次和年住院人次总体稳步增加。其中，年门诊人次 2017 年突破 17 万人次，2018 年更是超过 18.5 万人次；2015 年后，年住院人次总体上呈现小幅度上升趋势，2017～2018 年达到 9400 人次，和 2014～2016 年相比，上升 1000 人次左右。

从次均费用来看，2014～2016 年门诊的次均费用小幅逐步上升，2016 年门诊次均费用增长幅度达到 6.91%，随后 2017 年实现负增长（–1.72%），2018 年小幅度回升；住院的次均费用同样呈现出小幅增长趋势，2015 年达到最高（增长幅度为 12.69%），2017 年实现负增长（–6.88%），2018 年小幅度回升，见表 6-17。

表 6-17　2014～2018 年宜兴市和桥医院医疗费用情况

年份	门诊			住院		
	人次	费用/万元	次均费用/元	人次	费用/万元	次均费用/元
2014	169 400	3 521	208	8 489	4 688	5 522
2015	167 026	3 627	217	8 486	5 281	6 223
2016	159 873	3 712	232	8 449	5 626	6 659
2017	170 209	3 882	228	9 473	5 874	6 201
2018	185 232	4 393	237	9 396	6 223	6 623

6.3.4　医疗收入

从医疗收入来看，2014～2018 年医疗总收入总体上呈现小幅度上升趋势，

2018 年略微下降。尽管医疗总收入略有波动，2014～2018 年检查收入和药品收入均呈现上升趋势，检查收入占比在 2015 年和 2017 年均低于 23%，2018 年达到最高值（25.25%）。和检查收入相比，药品收入占比呈现出下降的趋势，2017 年更是下降到 39.05%，见表 6-18。

表 6-18 2014～2018 年宜兴市和桥医院医疗收入构成

年份	医疗总收入/万元	检查收入		药品收入	
		金额/万元	占比	金额/万元	占比
2014	8 209	1 976	24.07%	3 785	46.11%
2015	8 909	2 003	22.48%	4 135	46.41%
2016	9 338	2 305	24.68%	4 077	43.66%
2017	11 175	2 469	22.09%	4 364	39.05%
2018	10 617	2 681	25.25%	4 606	43.38%

第 7 章　区域医疗联合体

7.1　区域医疗联合体组建

2015 年，宜兴市实施区域医疗联合体试点，分别成立了以宜兴市人民医院和宜兴市中医医院为核心，以官林医院、官林镇社区卫生服务中心、和桥医院、和桥镇社区卫生服务中心为成员单位的医疗联合体试点工作。

2015 年共下派市级医疗机构医生 78 名，对口支援社区卫生服务中心 15 家，有效推动了市级优质医疗资源向基层下沉。以湖父镇社区卫生服务中心为例，该社区卫生服务中心在宜兴市中医医院和宜兴市第二人民医院（区中心医院）的帮扶下，基本医疗能力得到了大幅提升，平均每天有上百人次就诊，2015 年医疗业务总收入比 2011 年增长了 40%。

据统计，2015 年宜兴市各级各类基层医疗卫生机构门急诊、住院总人次达到 362.9 万人次，占全市总诊疗量的 65%，比改革前增长了 8%。2015 年底，围绕公立医院改革深入推进，由宜兴市委和市政府主导、宜兴市卫生局具体指导下的医疗联合体项目全面启动，2016 年 1 月，宜兴市医联体正式组建成功。

7.2　区域医疗联合体运行

截至 2017 年，宜兴市人民医院、宜兴市中医医院、宜兴市第二人民医院作为核心医院，分别与各区中心医院和 18 个社区卫生服务中心签约，建成 3 个医联体，实现市域内政府办医院、基层医疗卫生机构全覆盖。

实行核心医院对区中心医院、区中心医院对社区机构帮扶。宜兴市人民医院主要提供急危重症和疑难复杂疾病的诊疗服务，接收下级转诊，以及承担人才培养、医学科研和公共卫生、突发事件紧急医疗救援等任务。宜兴市中医医院充分利用中医药技术方法和现代科学技术，提供急危重症和疑难复杂疾病的中医诊疗服务和中医优势病种的门诊诊疗服务。各二级医院主要提供居民常见病、多发病诊疗服务，以及急危重症抢救和疑难复杂疾病向上转诊服务；承担接收三级医院转诊的急性病恢复期患者、术后恢复期患者及危重症稳定期患者的任务。基层医疗卫生机构和康复医院、护理院等为诊断明确、病情稳定的慢性病患者、康复期患者、老年病患者、晚期癌症患者等提供治疗、康复、护理和临终关怀服务。

医联体内核心医院选派 1 名同志兼任区中心医院名誉院长，推广先进科学管理理念和经验，督促医疗机构健全内部质量和安全管理体系。各区中心医院负责对本片区辖区范围内社区卫生服务机构进行业务指导和管理帮扶，帮助社区机构提升业务水平和管理水平。医联体内的医院按照医师多点执业相关政策规定，选派常见病、多发病、慢性病诊治方面的临床专家轮流到基层医疗卫生机构出诊，保证每个机构每天至少有 1 名专家出诊，并参与家庭责任医生团队工作，让患者能够就近得到医院专家的服务。

同时，开展业务培训，基层医疗卫生机构业务骨干每年到上级医院学习培训的时间不少于 30 天，核心医院专家在下级医院、基层医疗卫生机构出诊期间，承担带教任务。例如，官林医院与宜兴市人民医院建立医联体后，宜兴人民医院安排 46 人定期到官林医院门诊查房和手术。

医联体内基层首诊、双向转诊、分级诊疗制度逐步完善，做到了小病在基层、大病到医院、康复回基层[71]。建立转诊患者就医绿色通道，对于下级医院、基层医疗卫生机构转诊的患者，医院优先安排诊治，将至少 30%的专家门诊号交由下级医院、社区卫生服务中心用于患者转诊和预约门诊，鼓励基层居民首诊到基层就诊并逐步完成区域卫生信息平台建设，医联体内开通远程会诊系统。

7.3　区域医疗联合体成效

目前，医联体建设在宜兴市域范围内实现全覆盖，并成功创建国家慢性病综合防控示范区。已初步形成以宜兴市人民医院、宜兴市中医医院为龙头，区中心医院为骨干，社区卫生服务机构为基础，民营医疗机构为补充的市域医疗服务网络和多元办医格局。宜兴市所有医院均被纳入城乡医联体建设，市级医院对基层医疗卫生机构的业务帮扶取得了较好效果。宜兴市妇幼保健院与全市 18 家社区卫生服务中心组成的妇幼健康服务联合体实现全覆盖，官林医院与常州市人民医院建成医联体，腔镜治疗技术大幅提升。宜兴市中西医结合医院（原红塔医院）与全国重点中西医结合医院——无锡市中西医结合医院顺利签约，成立了跨区域纵向合作医联体。

2015 年宜兴市实施区域医疗联合体工作后，官林医院与宜兴市人民医院建立了医联体。目前，官林医院已经可以开展腔镜下肺叶切除术、肺大泡结扎、结肠癌腔镜下根治术等高难度手术。2015 年，官林医院门诊 16.18 万人次，比 2012 年增长 53%；2015 年出院 9684 人次，比 2012 年增长 65.4%。

2017 年，杨巷镇社区卫生服务中心建成全国群众满意乡镇卫生院，宜兴市全市建成省示范村卫生室 4 个，湖父镇社区卫生服务中心康复医学科、万石镇社区卫生服务中心骨科再次被确认为无锡市级特色科室。对口支援工作得以加强，二级以上医院全年对口支援社区卫生服务中心 12 个，99 名医生晋升职称前曾到社区提供服务。

7.4　医联体协作模式探索

宜兴市人民医院积极推进区域医疗联合体建设，先后与官林医院等二级医院及太华镇社区卫生服务中心等组成宜兴市人民医院医疗联合体，主要是根据集团内各个医院的需求，不定期组织相关专科的技术骨干，到基层医疗机构予以技术和管理方面的指导，并组织开展糖尿病、高血压、心脏病等慢性病义诊，帮助基层医疗机构提升技术能力及医疗水平，更好地服务地方患者。

2015 年，宜兴市人民医院开始探索区域协调运行新模式，与官林医院、官林社区卫生服务中心成立了全方位、多渠道、宽领域的医联体协作模式，与九如城康复医院合作开设的康复病区正式运行。2016 年，宜兴市人民医院继续巩固医联体协作模式，充分发挥区域“龙头”作用，切实实行定点帮扶、分级诊疗和双向转诊，巩固与官林医院及官林社区卫生服务中心、九如城康复医院的医联体建设，开设协作病区，开展点对点重点帮扶，加大资源共享。

2017 年，宜兴市人民医院发挥在宜兴市的龙头作用，推进医联体建设，探索集体化运行新模式。医联体常态有序推进并实现了扩面，发挥了临床技能培训中心作用，开展了住院医师规范化培训，全科医师专业考试通过率 100%，优化整合宜兴市全市医疗资源，加强信息平台建设，提高信息网络的互联互通，实现医疗服务资源共享。2018 年，宜兴市人民医院发挥医联体龙头职责，加强与各医联体单位之间的点对点帮服，在区中心医院建设了相关疾病初筛点，提高了基层技术能力。其中，宜兴市张渚人民医院在宜兴市人民医院的重点指导下，顺利通过了“二级”医院现场评审。

2019 年上半年，在宜兴市政府的统一部署下，宜兴市人民医院利用远程医疗平台，加强医联体单位之间的信息网络互联互通和资源共享，进一步推动区域协同、人员互动、信息共享、服务一体的医疗联合体和利益共同体建设，探索医养融合宜兴模式的构建。

第 8 章　基层医疗机构

8.1　基 本 情 况

2011 年起，宜兴市按照无锡市城乡一体化要求撤销乡镇卫生院和村卫生室设置，在每个建设镇（街道）设置一个由政府成立的社区卫生服务中心，下设社区卫生服务站，来替代乡镇卫生院、村卫生室，全面实施基本药物制度，提供基本医疗和公共卫生服务[72]。

宜兴市设有 13 个镇和 5 个街道，行政村 213 个，社区卫生服务站 242 个[73, 74]。截至 2017 年底，宜兴市全市社区卫生服务机构完成门（急）诊 149.88 万人次，比 2016 年增长 2%；门诊总收入 8410.28 万元，比 2016 年增长 0.31%；销售基本药物 6948.68 万元，比 2016 年增长 3%。社区卫生服务中心、服务站门诊均次费用分别为 84 元、52 元。

宜兴市家庭健康医生制度逐步完善，开展了家庭医生签约服务包个性化服务试点工作，重点人群签约服务 30.88 万人，签约率 82%，签约对象服务内容知晓率 100%，服务对象满意率 90%以上。通过无锡市慢病网络管理信息系统上报“慢五病”（高血压、糖尿病、脑卒中、冠心病、恶性肿瘤）2.63 万例，报告及时率和完整率分别为 97.58%和 99.47%。累计建立居民电子健康档案 102.44 万份，规范电子档案 93.14 万份，规范化电子档案建档率 81.74%，电子健康档案合格率 90.92%。

8.2　机 构 配 置

宜兴市设有社区卫生服务站 242 个，乡村医生共计 784 人，平均每行政村配备社区卫生服务站 1.14 个，平均每站配备工作人员 3.24 人。村级医疗机构配备较少的是宜城街道、屺亭街道和丁蜀镇。社区卫生服务站由原村卫生室变更而来，宜城街道、丁蜀镇由于行政村较少，多为居委会，现有社区卫生服务站配备较少。屺亭街道由于村医人数不足，在人口少、就近的两个行政村设置一个服务站共用。

作为城乡最基层卫生工作服务的提供者，社区卫生服务站工作人员的主要职能是向城乡居民提供基本公共卫生服务及一般疾病的诊治，主要完成居民健康档案建立，高血压、糖尿病慢性病人管理，新生儿与产妇访视及健康教育工作[75]。

按照2010年《江苏省基层医疗卫生服务体系建设与发展规划》的要求，每个村卫生室需配备3～5人，杨巷镇、高塍镇、湖父镇、新庄街道未达到这一要求。宜兴市每站平均配备医生数为3.38人，各镇（街道）间乡村医生分布不均衡，平均数最高的是宜城街道，为6.36人，其次是屺亭街道（4.00人），最低的为湖父镇（2.25人）。

总体上看，宜兴市街道、居委会社区卫生服务站设置相对不足，乡镇行政村明显好于街道、居委会。政府成立的村级医疗机构主要从事基本医疗与公共卫生服务项目，实施基本药物制度及药品销售零差价，居民可以享受到相关优惠政策。城区虽然个体门诊较多，但均不实施基本药物制度。

8.3 卫 生 人 力

社区卫生服务站工作人员人均服务人口数1576人。其中，宜城街道、丁蜀镇、屺亭街道、万石镇等的平均服务人口数超过2000人，西渚、徐舍、杨巷、高塍等乡镇平均服务人口数均低于1000人[72]。同时，社区卫生服务站工作人员平均工作年限为22年，以湖父镇最高（33年），宜城街道最低（5年）。社区卫生服务站工作人员的平均年龄为46岁，其中太华镇平均年龄最大，达54岁，其次为杨巷、芳桥、湖父（52岁），平均年龄最小的为周铁镇（38岁）。

和全国其他地区一样，宜兴市社区卫生服务站工作人员老龄化明显，服务站工作人员中退休返聘人员数达191人，占24.46%。从不同年龄分组来看，30～39岁年龄段的占22.3%，40～49岁的占24.2%，50～59岁的占23.7%，60～69岁的占16.7%，＞70岁的占1.1%，＜30岁的仅占11.9%。在这784名服务站工作人员中（表8-1），已经取得执业医师资格的有55人，占7.0%，已经取得助理执业医师（含乡镇执业助理医师）资格的有178人，占22.7%，具有乡村医生资格证书的有376人，占48.0%，具有护士执业资格的有105人，占13.4%，从相关医技类学校毕业但没有考取相关医技职称的有53人，占6.8%，无法获取执业资格（没有医学院学习背景，也无乡村医生资格证书，但一直在村卫生室工作，包括一些药房发药收费人员）的有17人，占2.2%。同时，本科学历人数为29人，占3.7%，大专110人，占14.0%，中专350人，占44.6%，高中75人，占9.6%，初中216人，占27.6%，初中以下4人，占0.5%。中专及以上学历水平占62.4%[72]。

表8-1 宜兴市各镇（街道）社区服务站卫生人力配置情况[72]

镇（街道）	常住人口数/人	行政村数/个	服务站数/个	设站数/行政村	乡村医生数/人	乡村医生数/服务站数	常住人口数/乡村医生
张渚镇	75 988	13	14	1.08	52	3.71	1 461
西渚镇	25 363	8	8	1.00	26	3.25	976

续表

镇（街道）	常住人口数/人	行政村数/个	服务站数/个	设站数/行政村	乡村医生数/人	乡村医生数/服务站数	常住人口数/乡村医生
太华镇	24 424	8	8	1.00	24	3.00	1 018
徐舍镇	83 512	23	23	1.00	84	3.65	994
官林镇	81 761	18	18	1.00	64	3.56	1 278
杨巷镇	39 750	16	16	1.00	47	2.94	846
新建镇	26 144	6	6	1.00	18	3.00	1 452
和桥镇	80 596	14	14	1.00	49	3.50	1 645
万石镇	63 092	9	9	1.00	27	3.00	2 337
高塍镇	34 837	14	14	1.00	39	2.79	893
周铁镇	55 407	13	11	0.85	35	3.18	1 583
湖父镇	20 644	7	7	1.00	18	2.57	1 147
丁蜀镇	199 246	28	25	0.89	98	3.92	2 033
宜城街道	232 166	4	2	0.50	70	35	3 317
新街街道	51 324	7	7	1.00	50	7.14	1 026
新庄街道	32 760	6	6	1.00	19	3.17	1 724
屺亭街道	82 916	12	10	0.83	40	4.00	2 073
芳桥街道	25 546	8	7	0.88	24	3.43	1 064
合计	1 235 476	214	205	0.96	784	3.82	1 576

资料来源：《宜兴市村级医疗卫生人才队伍现状分析》摘自 2013 年第 2 期《江苏卫生保健》，作者王骊、袁俊

宜兴市村级医疗机构 2011 年起由政府举办，社区卫生服务站工作人员的身份有两种，一种是事业性质，为社区卫生服务中心的下派人员，共计 98 人，占比 12.5%；另一种是合同工性质，为原村卫生室的乡村医生，由辖区社区卫生服务中心与其签订用工合同，共计 686 人，占比 87.5%[72]。事业在编人员实施政府绩效工资，进行绩效考核后发放。合同制人员按 3 万元/人的标准（含养老、医疗、失业、工伤金等）定额补偿，经费由市、镇两级财政按 5∶5 比例分担，运行经费由镇村两级承担[73]。实施基本药物制度后，为保证在社区卫生服务站执业的乡村医生合理收入不降低，市镇两级综合考虑基本医疗和公共卫生服务补偿情况，以绩效考核的方式给予补偿[74]。补偿经费来源于医疗服务收费和公共卫生服务补助。宜兴市村级医疗机构除少数在编人员外，其余合同人员收入偏低。保底工资是政府下拨的 3 万元人员经费，考核工资根据医疗业务量与公共卫生服务量发放，扣除各项保险，社区卫生服务站合同制人员实际平均年收入为 3.5 万元，高的达 4.5 万元，低的为 2.8 万元[72]。

2017 年，宜兴市政府专门出台了相关文件，明确由各镇（街道）负责退休乡村医生的养老保障，市财政给予适当补贴。参照本地区退休村干部养老待遇标准，生活补助标准为从事乡村医生工作满一年者每人补助 10 元/月，按月发放，达到退休年龄未参加社保的老乡村医生基本能享受到几百元的生活费。2011 年 1 月 1 日起进入政府成立的社区卫生服务站的工作人员均参加了企业职工基本养老保险。

第 9 章　宜兴市医药卫生改革

9.1　公立医院综合改革

9.1.1　公立医院改革试点

2009 年 3 月，《中共中央 国务院关于深化医药卫生体制改革的意见》（中发〔2009〕6 号）正式发布，标志着我国医药卫生体制改革进入了全面启动和整体推进阶段，意见中提出深化公立医院改革，要建立政府主导的多元卫生投入机制和科学合理的医药价格形成机制。按照国家的统一部署，全国各省市启动了以破除“以药养医”机制为核心的公立医院综合改革，并率先从相对简单的县级公立医院开始突破。

根据《中共中央 国务院关于深化医药卫生体制改革的意见》（中发〔2009〕6 号）、《中共中央国务院关于分类推进事业单位改革的指导意见》（中发〔2011〕5 号）、《国务院办公厅关于印发 2011 年公立医院改革试点工作安排的通知》（国办发〔2011〕10 号）和《国务院关于印发“十二五”期间深化医药卫生体制改革规划暨实施方案的通知》（国发〔2012〕11 号），为积极稳妥推进县级公立医院改革试点，2011 年 7 月 12 日江苏省政府办公厅印发了《江苏省县级公立医院综合改革试点工作指导意见》（苏政办发〔2011〕99 号）并于 2012 年 9 月颁布了《江苏省县级公立医院综合改革试点实施意见》及相关配套文件（图 9-1），主要目标是通过推进综合改革，通过着力推进补偿机制改革、进一步健全县域医疗服务体系等举措，使县级医院“以药补医”机制得到根本扭转，县域医疗服务体系进一步完善，服务能力有较大提高，县级医院全面取消药品加成，县域内就诊率提高到 90%，基本实现大病不出县。

2012 年江苏省选取了 14 个试点县（市、区）作为首批县级公立医院改革试点地区，启动了以医药价格改革为突破口的县级公立医院补偿机制、管理体制、运行机制、监管体系等综合配套改革，试点县级公立医院包括东台市、宜兴市、太仓市、睢宁县、常熟市、金坛市、如皋市、盱眙县、东海县、仪征市、扬中市、丹阳市、句容市和靖江市的 26 所县级医院。该意见指出，江苏省内所有县级公立医院实施价格综合改革，取消药品加成，县级公立医院药品实行零差率销售，医院补偿改为医疗服务收费和政府补助两个渠道，提高体现医务工作

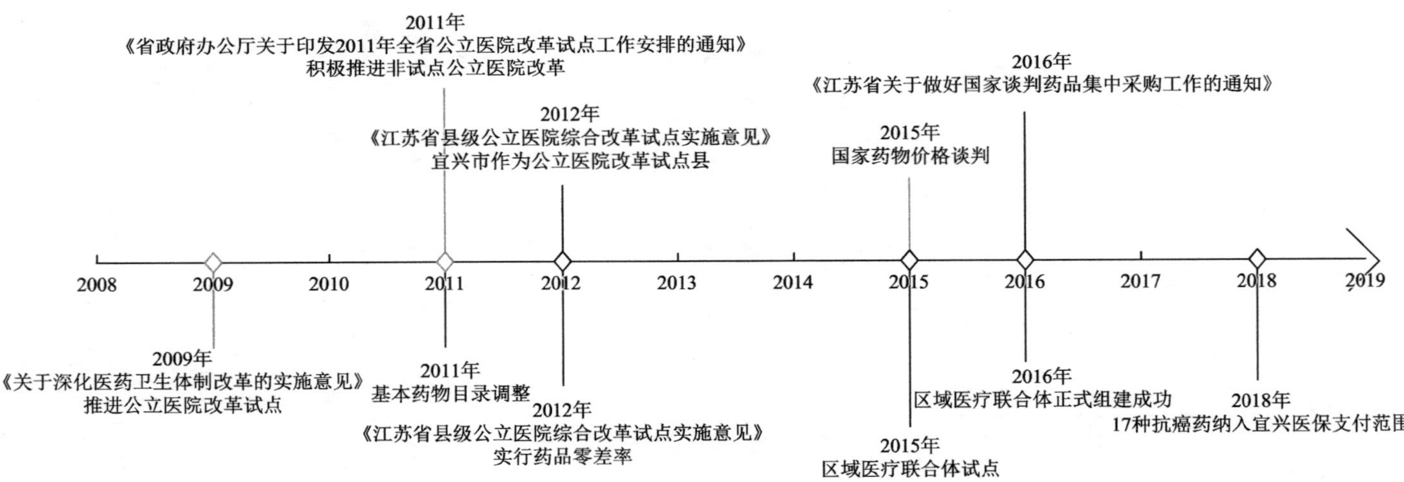

图 9-1　宜兴市医疗、医药改革关键时间节点（年份）

人员技术劳务价值的护理、诊疗、手术和传统中医医疗服务的价格，并降低部分检验检查的价格。

9.1.2　医药价格改革

医药价格改革是医药卫生体制改革的重要组成部分，是推进公立医院改革的关键环节。江苏省县级公立医院医药价格综合改革，围绕“总量控制，结构调整”的原则，以取消药品加成、调整医疗服务价格、改革收付费方式和探索“三医联动”政策为内容，分步实施改革试点并不断总结评估试点县经验，最终于 2012 年 12 月发布了县级公立医院价格改革指导意见，全省推进医药价格改革。

本次改革将医药服务价格改革作为县级公立医院综合改革政策的重要组成部分，并与医疗保险结算和支付政策、财政投入政策同步进行改革，同时结合医院行为监管及内部精细化管理制度改革，破除“以药养医”机制。

医药价格改革主体思路为“一减两调一补”，即减少药品费用、调整医疗服务价格、调整医疗保险政策、增加财政投入，并通过内外部监督管理制度改革提升县级医院服务能力、调动医务人员积极性。

医药价格改革的具体措施包括以下几点。①取消药品加成：价格补偿 80%～90%，财政补偿 10%，医院消化 10%。②调整医疗服务价格：调整诊查费、护理费、治疗费、手术费、床位费。除床位费外，其余上浮幅度分别为 170%、125%、28%、30%左右。

9.1.3　公立医院改革推广

在 2014 年 5 月颁布《关于全面推进县级公立医院医药价格综合改革的指导意见》（苏价医〔2013〕398 号）后，江苏省在全省所有县级公立医院实施了医药价格综合改革，取消药品加成，县级公立医院药品实行零差率销售，医院补偿由医疗服务收费、药品加成收入和政府补助三个渠道改为医疗服务收费和政府补助两个渠道，提高体现医务人员技术劳务价值的护理、诊疗、手术和传统中医医疗服务价格，降低部分检验检查价格。在总结县级公立医院医药价格综合改革经验基础上，2015 年，江苏在全省全面实施城市公立医院医药价格综合改革。

2015 年 5 月，国务院出台了《关于城市公立医院综合改革试点的指导意见》，指出医改的基本目标：破除公立医院以药补医的机制，理顺医疗服务价格，加快推进基本医疗保障制度建设，构建分级诊疗服务模式。2018 年，宜兴市结合实际，出台了相关文件，开展家庭医生签约服务。服务模式：家庭医生签约服务以组建团队方式提供，服务团队成员以全科医生为主体，公共卫生医生、社区护士和乡村医生为骨干，配备若干药师、健康管理师、康复治疗师、心理咨询师、医学营养师、社（义）工等共同参与。2018 年，宜兴市人力资源和社会保障局医保中心对 13 种纳入医保特药管理的抗癌药品进行调价，进一步减轻患者用药负担。降价的 13 种药品，都是临床治疗必须、疗效确切且价格昂贵的靶向药品。

9.1.4　改革的成效

宜兴市是江苏省公立医院综合改革试点县（市）之一。2013 年 4 月，宜兴市委、市政府统一部署和正式实施了以药品零差率销售为核心的医疗服务“价格新政”。重点是落实补偿机制改革，核心内容是取消“以药补医”为核心的医疗服务价格体系，由三条补偿渠道改为两条。以补偿机制改革为切入点，参改医院全面取消药品加成，实行药品零差率销售，上调护理和部分体现医务人员技术劳务价值的收费项目。

按照“总量控制、结构调整”的原则，以宜兴参与改革的所有医院 2011 年的药品销售为总额，按 15%的差率计算需要调价的总量，70%通过调整医疗服务价格补偿，20%由政府补偿，10%由医院自我消化。2013 年 4 月 1 日起，宜兴全市所有公立医院（14 家）同步参与城市公立医院综合改革，全面取消公立医疗机构药品加成，实行基本药物零差率销售。2015 年，重新调整了参与县级公立医院改革 14 家医院的门诊诊察费及相关收费标准，为有序解决突出的医疗服务价格结构性矛盾奠定基础。

2011 年，作为全省第一批公立医院改革试点单位之一，宜兴市人民医院接到改革试点任务。作为江苏省公立医院改革首批试点单位，宜兴市人民医院采取了以下举措。

（1）回归公立医院公益性。改革实施以来，对医院的约束性考核制度相继出台，费用控制、公共卫生职能等公益性指标在考核中的权重大幅提高，指标的达标程度与次年价格能否上浮、财政资金的拨付和医保基金的定额拨付相挂钩，促使了医院时刻牢记社会效益优先的办院方针。

（2）注重服务能力建设。一方面是能力“托底”责任的需要。提升服务的承载力和服务能力，做强专科，做精技术，始终承担县（市）级医院能力“托底”的责任。另一方面是“服务增收”的需要。取消了药品加成的固有利益，必须通过提供医疗服务来实现补偿，通过扩大服务范围、提高技术含量来增加收入，保证运行。

（3）政府投入加大。医改方案突出强调政府在公立医院建设、发展、公益性的维护等方面的责任和义务，并明确了补偿的渠道和项目内容。

（4）健全医院内控机制，优化收入结构。为应对药品零差率对医院经济运行的现实挑战，医院建立以成本和质量控制为核心的管理模式，通过规范的医疗行为控制医疗成本，精细化管理控制运行成本，进而提高医院的整体运行绩效。

（5）重视病人感受，提升医疗服务水平。“群众满意”是公立医院改革的最终目标，社会评价的好坏决定着病人就医的选择，引导医院管理者更注重人性化服务理念在医院基础设施、流程设计、人文礼仪、权益保障等方面的落实和体现。

宜兴市人民医院取得的改革成效主要有以下几点。

（1）医疗费用的增长得到有效控制。2011 年以来，该院医疗费用的增长得到了较好控制，年住院平均费用增长率均小于 3%。主要的措施是规范医疗行为，落实临床路径和单病种管理，强化高值材料的考核和药品的合理使用，在控制费用不合理增长方面收到较好成效。

（2）群众就医负担有所减轻。由于政策性调价和医疗行为的规范，医疗费用的结构也发生明显变化，药品和高值材料在总费用中的占比下降，技术服务性费用占比增加，带来患者医疗总费用中可在医保中统筹部分的比例明显提高，群众自付支出减少，就医负担有所减轻。

（3）医院服务承载力扩容。面对日益增加的工作量，医院不断挖掘服务潜力来提升服务承载能力。2019 年全院开放床位达到近 1600 张，专科病区扩展到 40 个，医院整体服务承载能力得到提升，承担着宜兴市 50%以上的门急诊、住院业务和近 2/3 的急救急诊任务。

（4）质量管理举措得到强化。医院始终坚持把内涵质量管理作为建设更具竞争力和辐射力的区域医疗中心的核心要素。通过持续加强基础质量管理、建立医疗质量要素信息化管理体系，构建质量持续改进的管理循环，使院科二级质量管理的网络、活动的内容、管理的意识和持续改进的效能得到整体提升。

（5）专科服务能力明显增强。作为学科可持续发展的核心，医院始终重视专科的能力建设。改革实施以后，该院进一步在资源配置、人才队伍、重点专科创建和基础设施设备保障等方面采取了综合举措。专科布局更趋完善，技术能力持续提升，医技公共平台建设已具规模，各项反映医院区域竞争力的指标均得到优化和提升。

（6）运行效率得到优化，成本控制收到效果能力的提升带动效率的优化。一方面，通过提升技术能力、优化就医流程、规范诊疗行为，使运行效率得到了提高，全院平均住院日进一步缩短，在病种结构优化的基础上，床位周转次数加快。另一方面，以“成本管理”为核心，努力通过对医疗成本和运行成本的控制实现医院经济运行结构的优化，在工作量明显上升的情况下，全院运行成本和后勤物资采购成本均有所下降。

9.1.5 发现的问题

改革进程中发现的问题主要有以下几点。

（1）患者的就医流向发生改变，优质医疗资源紧缺性更加明显。县级公立医院改革实施以后，县域内病人的流向发生了改变，全市统计报表显示：城区医院，特别是宜兴市人民医院的就诊量呈持续上升趋势，使原本医疗资源紧张的矛盾更加突出。刚刚完成布局和架构的社区医疗机构，其技术和服务水平尚未大幅提升，在目前交通便利、医保支付政策差距较小的情况下，再失去药品价格优势，群众就医趋向于大医院流动，“小病进社区、大病进医院”的分级医疗体系难以体现。

（2）医疗服务价格改革方案存在不合理性，财政补偿缺口较大。县级公立医院改革实施以后，医院门诊、住院、手术等各项工作指标和床位使用率、周转率等效率指标均有明显提升和优化，但医院结余能力却明显下降。

（3）工作量增加和人员配置的剪刀差在增大，绩效工资制度激励作用不足。一方面，随着业务工作量的持续快速攀升，医务人员人均工作量和工作负荷在不断增加，需要增加人员配置，但目前人员岗位有限、编制紧缺、配置不足的矛盾还难以协调。另一方面，在经济运行状况欠佳、缺口较大的情况下，医院又难以承受过大的用人成本，不能配置相当的非编人员进行补充。另外，目前正在实行的医务人员绩效工资制度还不能很好地体现医务人员的劳务价值、医疗风险和工作压力，调动医务人员积极性难度很大。

进一步分析产生这些问题的原因，发现导致这些问题的原因可能有以下几个方面。

（1）以 2011 年数据测算来评估以后的运行情况缺乏精确度和业务增长的预见度，导致用于测算的总量基数偏小，直接导致现实运行的缺口。

（2）技术劳务上调作为补偿主要途径，调价的项目偏少，幅度偏小，经测算，全市实际补偿率不足 60%。

（3）大型医技检查定位需要重新认识。随着医学发展，生化、彩超、CT、MR 等大型医技检查事实上已经成为常规的医技检查必需项目，这些项目几经降价，再下调 15%存在一定程度的不合理。

9.2　乡镇卫生院改革

9.2.1　乡镇卫生院改革背景

2011 年宜兴市被确定为县级公立医院综合改革试点县（市）后，6 家区中心医院的去留成为当地卫生决策者争论的焦点：如果继续定位为医院，那么 6 家区中心医院必须接受药品零差率销售的考验；如果定位为基层医疗卫生机构，那么虽然取消药品加成会有政府兜底，但医院自身发展的内生动力不足，原来的医疗技术水平很可能会弱化。时任宜兴市卫生和计划生育委员会主任钱西元介绍改革思路："做出这一决定主要基于两个考虑。一是留下医生才能留住病人。经过多年发展，宜兴市人民医院、中医医院已创建为三级乙等医院，而宜兴市距无锡市中心只有 1 个多小时的车程。要想留得住基层病人，就要提升乡镇一级医疗机构的服务水平。第二个原因是现在许多地区乡镇卫生院不景气，基层医疗活力不足。我们投入更多资源建设区医院，发展基本医疗，是为了更好地强基层，调动基层医务人员的积极性。如果只在县医院实施改革，会让更多老百姓涌向县医院，宜兴要改，就全部医院一起改。"

9.2.2　区中心医院概念创新

宜兴市在 2010 年和 2011 年，通过政府支持，组建了 18 家社区卫生服务中心，建好了 242 个卫生服务站、村卫生室，但是乡镇卫生院处于县级公立医院和社区的夹心层，一直比较尴尬。因此，宜兴市创新了区中心医院概念。这个概念是医疗机构序列里没有的，与其他地区的乡镇中心卫生院级别类似，其属性定位为医院，按照行政区划，宜兴市分为七大片区，除了市政府所在地的宜城街道外，其他六大中心镇都建有区中心医院。

关于区中心医院的定位，基层综合改革开始时，宜兴市卫生系统内部形成了两派意见：作为江苏省首批县级公立医院综合改革试点县市之一，宜兴市 2013 年全部公立医院取消药品加成，如果将其继续定位为医院，那么必须接受药品零差率销售的考验，如果将其定位为基层医疗卫生机构，虽然运行经费、人员经费由政府财政保障，但医院内部自身发展的内生动力不足，医疗技术水平很可能在一定程度上会弱化。

9.2.3　区中心医院管理模式

宜兴市明确将区中心医院按照医院的模式进行管理，这样可以使这些机构避免定位为基层医疗卫生机构，导致发展动力受限的弊端，还可以提高其医疗服务能力，为老百姓提供更多就医选择。同时，所有区中心医院的收费仍执行一级医疗机构的标准，报销比例比宜兴市级医院高 15%。与县级医院相比，其收费标准低、报销比例高、就诊距离近，而相对于基层医院，其技术水平又有优势。

2013 年 4 月，宜兴市包括 6 家区中心医院在内的 14 家医院，同步进行了县级公立医院综合改革，实施药品零差率销售。宜兴市将区中心医院作为医疗卫生服务体系建设重点，全力引导支持它们创建为二级医院，从发展内涵角度提升能力。

除此之外，宜兴市在区中心医院的异地重建、改扩建资金投入由市镇两级财政全额保障，扶持区中心医院创宜兴市级特色专科和无锡市级重点专科。宜兴市多措并举发展区中心医院，在异地重建、改扩建和重点专科建设上对区中心医院实行政策倾斜；在人才招录上，尤其是区中心医院紧缺的专业人才，实行工资、职称等的政策倾斜。例如，官林医院异地重建，新址占地 53 亩，投资 1.6 亿元。开始时商定，基建款由宜兴市政府、镇政府和医院各出 1/3，但这对医院而言，依然是一个不小的数字。经过与宜兴市政府部门的持续沟通，医院的这部分款项最终由市镇两级财政帮助化解。

9.2.4　区中心医院改革成效

宜兴市明确将区中心医院仍按医院进行管理，强调其基本医疗功能，并将区中心医院建设作为医疗卫生服务体系建设重点，全力引导支持它们创建为二级医院。不过，所有区中心医院的收费仍执行一级医疗机构的标准。

区中心医院的发展壮大，使宜兴市开展分级诊疗试点有了基础，推动了宜兴市区域医疗联合体工作的开展。2015 年，宜兴市实施区域医疗联合体试点，区中心医院上联县医院，下联乡镇卫生院、社区卫生中心和村卫生室，通过医联体，县级医院专家要到中心医院挂职，区中心医院人才要到上层进修，在上级医院的帮扶带领下，区中心医院取得了更大的发展，基本医疗能力得到了大幅提升。2015 年，宜兴市各级各类基层医疗卫生机构门急诊、住院总人次达到 362.9 万人次，占全市总诊疗量的 65%，比改革前增长了 8%。

9.3　药品与耗材相关改革

9.3.1　国家基本药物制度

2010 年 11 月，宜兴市启动国家基本药物制度，全市社区卫生服务机构开展药品网上集中采购，零差率销售。宜兴市自 2012 年起启动县级公立医院综合改革试点工作以来，着力重建以取消“以药补医”为核心的医疗服务价格体系。至 2013 年 4 月 1 日，全市 14 家医院同步参与改革，全面取消药品加成，实行零差率销售，医疗费用的增长得到较好控制，特别是药品费用降幅明显，例如，宜兴市人民医院药物收入占总收入比重逐年下降，由 2014 年的 38.17%下降到 2018 年的 35.24%。

同时，也应该注意到，取消药品加成导致医院药品销售额下降，医院收入受到了一定程度的影响，医院结余能力明显下降。例如，宜兴市人民医院 2011 年开始实施药品零差率。该医院负责人说：“原来有 15%的药品加成，变成零差率就是变成 0%的加成，收费系统中会进行一些调整，如原来 1 元的变成 0.85 元。除中药外，临床上用的所有药物都实行零差率（包括中成药），而不仅仅是指基本药物零差率。药品零差率对医院的影响很大，原来有 15%的加成，我们一年有 5 亿元左右的药品收入，7500 万元也是一笔不少的钱，肯定会对医院有影响的。虽然政府会对医院进行一定补贴，但是补贴也不能面面俱到。”调研中，和桥医院负责人也表示，药品零差率对和桥医院这种小医院冲击较大，药占比降低后，医院收入相对减少；不仅如此，2016 年 12 月 20 日宜兴市开了“大市一卡通”后，到镇上看病的人越来越少，医院基本属于不盈利的状态。尽管 2016 年和桥医院与宜兴市中医医院建立医疗联合体，对于和桥医院长期发展具有一定促进作用，但是医联体建设不能有效解决患者外流、医院收入增长缓慢、运营基本不盈利的问题。

此外，由于实施改革试点的医院与基层社区卫生服务机构一样实行药品销售“零差价”，消除了基层社区卫生服务机构原有的药价优势，导致原本在基层就医的病人部分流向医疗资源更优的医院，如宜兴市人民医院、宜兴市中医医院等公立医院门诊病人出现较快增长。同时，由于基层医疗机构按规定 100%使用基本药物，但基本药物的品种规格及数量有限，致使患者下转时得不到康复治疗所需的药品，不得不再次到上级医院购药。鉴于此，患者甚至不愿下转，这也在某种程度上不利于医联体内部的双向转诊。

9.3.2　药品耗材采购改革

为进一步加强江苏省公立医疗机构药品耗材采购监督管理，规范采购行为，保障临床供应，按照国务院办公厅《关于完善公立医院药品集中采购工作的指导意见》（国办发〔2015〕7 号）、《医用耗材专项整治活动方案》（国卫办医函〔2017〕698 号）、《江苏省深化医药卫生体制改革规划（2018—2020 年）》（苏政办发〔2018〕28 号）和《江苏省公立医疗机构药品采购推行“两票制”实施方案（试行）》（苏医改办发〔2017〕12 号）等文件的要求，江苏省卫生和计划生育委员会于 2018 年 9 月

27日发布了关于印发《江苏省公立医疗机构药品耗材采购监督考核办法（试行）》的通知。该通知明确要求：公立医疗机构使用的所有药品耗材应当通过江苏省公共资源交易平台（简称省平台）进行采购，在省药采平台采购报量、订单发送、到货验收等各项操作规范及时准确；按规定配备使用基本药物；与供货企业签订相关合同；按照“两票制”政策要求，在药品验收入库前查验两票；按时支付供货企业货款；按月报送药品短缺信息，落实短缺药品分级储备和分类应对职能等。同时，《省物价局 省卫生和计划生育委员会 省人力资源和社会保障厅关于核定部分医疗服务项目价格的通知》对医疗服务项目价格和特殊医用材料目录进行了新增和完善。

同时，因临床危急重症救治、重大突发公共卫生事件处置等特殊情况，应急使用的药品和在手术中才能确定具体型号规格的高值医用耗材，公立医疗机构可以先采购使用，但应当在24小时内补充完善省平台相关采购信息，无法补充完善的应当在7个工作日内向所属卫生行政部门报备。二级以上医疗机构配备使用基本药物应当达到规定比例，基层医疗卫生机构应当确保基本药物配备使用占主导地位。公立医疗机构抗菌药物、肿瘤治疗药及肿瘤治疗辅助药的选择应当符合国家和江苏省相关管理要求。

公立医疗机构应当规范药品耗材采购报量、订单发送、到货验收、储存管理、使用确认等工作流程。由省卫生计生行政部门负责全省药品耗材采购监督管理工作。设区市、县（市、区）卫生计生行政部门负责对辖区内药品耗材采购工作进行监督考核。委直属医疗机构实行属地化管理。建立公立医疗机构药品耗材采购百分制考核评价制度。在公立医疗机构按季度自查基础上，设区市、县（市、区）卫生行政部门每半年组织一次集中考核。具体指标分值为：集中采购（15分）、规范流程（10分）、药品配备（15分）、合同签订（5分）、两票制政策（15分）、货款支付（10分）、供应保障（15分）、使用监控（15分），廉洁购销实行一票否决制。卫生行政部门应当按期公布公立医疗机构药品耗材采购半年考核结果。考核得分80分及以上为合格、80分以下为不合格。委直属医疗机构考核不合格的，所在设区市卫生行政部门应当及时上报。

根据江苏省卫生和计划生育委员会《关于开展2017年度医疗卫生机构药品采购计划报送工作的通知》，在宜兴市全市社区卫生服务机构原有药品目录基础上，结合双向转诊及医联体用药需求，遴选增补价格适中、供货正常的基本药物品规78个，至此，宜兴市基本药物采购目录有品规835个（不含大输液品规48个及无锡市增补品规106个）。制订宜兴市社区卫生服务机构急（抢）救、妇儿专科非专利药品带量采购目录，含品规203个，为各社区卫生服务中心足额配齐抢救药品。同时，针对部分廉价药品供应不及时的情况，在江苏省基本药物集中采购平台上定期监测及上报短缺药品信息动态，及时与相关配送公司衔接，确保短缺药品供应到位。

第 10 章　经验与困境

10.1　取得的实践经验

10.1.1　财政扶持医疗机构

宜兴市是江苏省无锡市下辖的县级市，也是中国综合实力最强的县级市之一。要强化县级公立医院的地位和作用，政府财政投入是基本保障。近年来，宜兴市政府财政持续加大投入，严格落实政府办医主体责任。宜兴市确定，凡是公立医院新的基础设施建设、大型设备配置等全额由财政承担，仅 2015 年宜兴市人民医院新院区建设财政投入就达到 22 亿元。

县级医院是县域三级医疗服务体系的龙头，强化县级公立医院的地位和作用，财政投入是基本保障。2012 年，借助设立云计算数据中心的契机，宜兴市财政一次性投入 1650 万元设立卫生信息化专项资金，用于对全市主要医疗机构医院信息系统（hospital information system，HIS）等信息化提升改造。2014 年，宜兴市财政又投入 600 余万元实施区域卫生信息平台和“银医通”试点项目，同年投入 400 余万元提升基层医疗卫生机构信息化水平。

近年来，宜兴市卫生健康委员会“银医通”项目有序推进，先后在宜兴市第二人民医院和宜兴市中医医院试运行，通过对医院既有就诊流程及医院信息系统的优化改造，实现了先看病后付费和边看病边付费的收费方式，方便病人就诊缴费。宜兴市第二人民医院“区域卫生信息平台”工作逐步开展，已完成宜兴市中医医院和宜兴市第二人民医院的系统改造工作，医生在就诊时可以基于已采集的诊疗数据查看病人历史就诊信息，目前已实现宜兴市人民医院、宜兴市中医医院和宜兴市第二人民医院三个医院的互联互通。

10.1.2　提质增效留住病人

“管住医生的手，管住病人的腿”是宜兴市医疗保障局对新形势下基本医疗保险制度医疗费用控制关键点的通俗易懂的经验总结。提升县域内各级医院医疗卫生服务能力，方便群众就医，提升群众就医满意度，可以有效地“管住病人的腿”。正如相关知情人所说：“……医院高质量发展的主要目的是加强医院的自身能力建设，把一些常见病的技术掌握好，才能留住老百姓在本地看病……”

近年来，在创建等级医院的基础上，宜兴市加强重点专科建设，两家县级医院已创建无锡市市级以上重点专科 10 个。同时，在二级以上医院开展临床路径管理，在三级医院探索开展多学科协作诊疗模式，开设日间病房并不断扩展病种。

截至 2017 年底，宜兴市人民医院开展临床路径病种 85 个，入径病例 4749 人次；宜兴市中医医院开展病种 48 个，入径病例 3630 人次。全市二级及以上公立综合医院药品收入占业务总收入（不含中药饮片）比率控制在 40%以下。全市二级、三级公立医院优质护理服务病房覆盖率 90%，第三方测评优质护理患者满意度 95%以上。随着县域医疗服务体系的进一步完善、县级医院全面取消药品加成，县域内就诊率提高到了 90%，宜兴市民基本实现大病不出县。

10.1.3　强化医院主动控费

强化县级医院内部的控费能力，使医疗费用控制由医院被动控费转为主动控费，“管住医生的手”是宜兴市基本医疗保险管理的另一重要特色。由于医疗服务市场存在严重的信息不对称性，控制医疗费用的主导权最终在于医院。将医院在医疗费用控制方面的主动性充分发挥出来，才能真正达到降低医疗费用、提高基本医疗保险基金使用效率的目的。

例如，宜兴市人民医院通过加强医院的自身建设能力留住病人，实行“三合理”（合理用药、合理诊断、合理治疗）等监管举措控制医疗费用的不合理增长。2016 年，宜兴市人民医院公立医院改革后，通过强化医疗控费举措，进一步加大药占比、人均住院费用及人均药品费用管理，同时加强材料占比考核力度，门诊费用增长控制良好，出院病人医疗费用增长率小于 2%。

2017 年，宜兴市人民医院通过药品、材料的合理使用监管、成本性支出占比的严格管控和医疗行为的规范性考核等综合管理措施，出院患者人均医疗费用下降 280 元，同比下降 2.3%，其中药品费用下降了 300 余元，材料费用下降了 120 余元，病人负担减轻，医务人员技术劳务价值初步提升。

2018 年，宜兴市人民医院协同宜兴市医疗保障局，推行医疗保险单病种付费方式改革，落实 23 种病种限额结算政策，控制了医疗费用的不合理增长，同时宜兴市人民医院临床路径管理扩面提质，覆盖所有临床科室，病种总数 260 个，入径病例 4.76 万例，占出院病人比例 64.9%。出院患者人均医疗费用增幅小于 2.8%，其中住院药品费用下降了 180 余万元。

10.1.4　“三医”控费各自发力

通过改革医疗保险支付方式、强化医院控费内动力、规范公立医疗机构药品耗材采购监督管理、实施国家基本药物制度、县级公立医院综合改革、构建县域内区域医疗联合体、创新区中心医院概念、强化医院控费内动力等医药卫生体制改革举措提升了县级医院服务能力、调动了医务人员积极性，从而有效控制了医疗费用大幅上升势头。

总体说来，自 2011 年宜兴市启动县级公立医院综合改革试点工作以来，公立医院改革成效较为显著，基本医疗保险基金结余上升了 13%。2018 年，宜兴市医联体建设实现了市域内全覆盖，临床路径管理范围不断拓展，各类病种的入径率和完成率逐年提升，全市各医疗机构药占比由改革前的 48.41%下降至 37.6%，百元医疗收入中卫生材料占比为 27.6 元。

10.2　面临的政策困境

10.2.1　顶层设计不足，可能提高改革成本

自“两江试点”以来，我国其他地区城镇职工基本医疗保险制度的开展多参考“两江试点”的做法。苏南地区，包括无锡市，基本医疗保险制度基本上参照镇江模式开展相关基本医疗保险制度改革。各统筹地区的医疗保险政策框架尽管相似，但具体医疗保险政策和报销标准等各不相同，各地可以根据国家和省的相关文件自行制定适合本地的政策。仅就无锡市而言，无锡市区与两个县级市（江阴市、宜兴市）三地的基本医疗保险政策各不相同。

例如，在支付政策设计方面。宜兴市现行支付方式主要有按服务项目、按病种（23 个单病种）和按床日付费方式，后两者占比不到 10%。无锡市的单病种数量比宜兴市多，是 51 个单病种。2017 年，无锡市开始做 DRGs 医疗保险支付方式改革调研，并于 2019 年开始在无锡市区试推行 DRGs 医疗保险支付方式改革。

由于我国不同地区社会、经济、人口发展等存在一定差异，在推行一项全新的医疗保险支付方式改革之前，可选取少数有代表性的或基础条件相对比较完备的城市做试点，总结这些试点城市成功的经验和失败的教训，可以找出主要问题，避免走弯路和错路，为下一步全面推广提供政策制定依据。在 DRGs 医疗保险支付方式改革初期，选取了部分城市作为 DRGs 医疗保险支付方式试点改革城市，无锡市是 DRGs 医疗保险支付方式改革试点城市之一。

无锡市在 DRGs 医疗保险支付方式前期调研探索和实际改革的过程中，做了很多政策性及具体的改革尝试，消耗了一定的人力、物力和财力。调研显示，由于无锡市 DRGs 医疗保险支付方式改革实施初期顶层设计不足，做的 DRGs 与国家医疗保障局的相关规定不一致，无锡市在持续跟进和完善 DRGs 的过程中，进一步配置有关资源调整本地和国家之间的差异，最终无锡市的 DRGs 设计模板全部更换。这在一定程度上也提高了无锡市医疗保险支付方式改革的成本。

又如，在门诊统筹设计方面。截至 2019 年宜兴市有门诊慢病、门诊特殊病种，但没有普通门诊统筹。尽管无锡市区有个门诊统筹，但是门诊统筹政策从某种程度上说存在诱导参保人员透支个人账户的可能。例如，无锡市城镇职工基本医疗保险个人账户按自然年度（每年 1 月 1 日）打钱，部分参保人员可能会想方设法先把个人账户用完，用完后进入统筹。无可否认的是，门诊统筹的设计有其合理性，但如果不考虑后续参保人群的反应，在医保待遇只能提高不能轻易降低的情况下，在实际实施中显然可能遇到骑虎难下的两难境地。

类似的问题很多，如工伤保险的矽肺病人管理的现行政策是病人住院一天会补贴 60 块钱，这样的政策显然可能会导致很多矽肺病人想去住院，因为只有住院了才会享受到该待遇。

10.2.2　政策更新速度快，基层违规风险高

由于顶层政策设计不足，在地方性具体医疗保障政策的相互学习和模仿的过程中，各地社会、经济、人口发展等情况的不同可能会导致基层医疗保障政策制定和执行的违规风险加大。

对于基层医疗保障政策的制定和执行者来说，在相互学习和模仿的过程中，考虑得更多的是医疗保障基金的安全问题，而老百姓考虑得更多的是医疗保障待遇的地域公平问题（这一问题在多省市交界，特别是经济发展不均衡地区尤为明显）。例如，由于宜兴市地处江苏、浙江、安徽三省交界，邻近的周边地区（如无锡市区、江阴市、常州市、镇江市、浙江省等）如果出台相关医疗保障政策或进行政策调整，宜兴市民会认为无锡、常州等地都有的医疗保险报销政策，宜兴市也必须要有才行。一般情况下，宜兴市医疗保障局会在“收支平衡，以收定支，略有结余”的原则下，结合本地的医疗保险基金实际情况设定相应的政策和报销标准。然而，与医疗保障局制定政策时考虑问题的角度不同，老百姓看重的是自己的医疗保险待遇绝对不能低于周边地区。

截至调查时国家、省、市等医疗保障政策出台速度加快，而适合地方医保部门操作的相关指导性工作细则相对滞后，致使一些县级医疗保障相关部门制定和

执行相关医疗保障政策很难把握，甚至可能陷入误区。例如，异地医疗保险费用结算政策。在跟随、学习和模仿其他地方做法，而上级医疗保障部门又没有详细的指导性细则的情况下，各地基层医疗保障部门在制定适合本地的相关政策时灵活性较大，这既给予了基层医疗保障部门一定的自主权，也加大了基层医疗保障部门的违规风险。正如相关知情人反映的："有些政策并不是我们特有的，其他省市可能也有这种情况……这让我们很迷茫，不知道怎么走，现在做的到底是对还是错。"

又如，基本医疗保险的"三大目录"（基本医疗保险药品目录、诊疗项目目录、医疗服务设施标准）过于细化。例如，阿奇霉素，江苏省医疗保障局在国家药品目录的版本基础上加了一个很具体的使用范围。但是，实际药品的使用权在医生的手上，宜兴市医疗保障局也印发了相关政策手册。如果医生由于临床需要给病人开具的阿奇霉素处方超越了规定使用范围而医疗保障局报销窗口给予报销了，这可能就是违规的。

在药品目录具体药品使用上控制得太死，可能导致基层医疗保障部门无法执行或直接被置于高违规风险境地。例如，同样的感冒病人给两个医生看，治疗的方式、治疗的费用都不一样，或者说两个感冒病人给同一个医生看看，给出的治疗方法可能也是不一样的。又如，一种药品研发的初心是治疗疾病 *A*，但治疗效果上发现对于疾病 *B* 也很有效，当该药品被圈死在治疗疾病 *A*，而临床医生又将其用于治疗疾病 *B* 时，医疗保障部门不予以报销将无法满足临床实际需求，予以报销就可能会承担高违规风险。

10.2.3　医保监管困难，"三医"联而不动

医疗费用控制的主动权始终掌握在医生手上，医疗行为监管客观上存在着困难，正如相关知情人说的："第一，我们（医保工作者）不是专业人士；第二，临床千变万化，像我们这种县级市更难，因为我们很难去和临床科室的大主任去叫板。"同时，医疗保险信息系统和医疗卫生信息系统不完善、碎片化的管理方式，也加大了基本医疗保险监管的难度。

国家基本药物制度实施以来，基层医疗机构按规定 100%使用基本药物，但基本药物的品种规格及数量有限，致使患者下转时得不到康复治疗所需的药品，不得不再次到上级医院购药。因此，有些患者不愿下转，这不仅会占用上层医疗资源，在某种程度上也阻碍了医联体内部的双向转诊，还会直接影响医疗费用控制效果，违背了政策设计的初心。

同时，调研中和桥医院也反映，药品零差率对和桥医院这种小医院冲击较大，药品占比降低后，医院收入相对减少；加上宜兴市 2016 年 12 月以来开了"大市

一卡通”，到镇上看病人越来越少，医院基本属于不盈利的状态。尽管 2016 年和桥医院与宜兴市中医医院建立了医疗联合体，对于和桥医院长期发展有一定促进作用，但是，医联体建设不能有效解决目前患者外流、医院收入增长缓慢、运营基本不盈利等问题。

同时，随着临床新技术、新药品的研发，各种疾病患病群体开始受到广泛关注，药品目录现在越扩越大，基本医疗保险基金客观上存在着超越基本保险范畴的风险。尽管“三医”相继推出若干措施，以降低老百姓看病负担，但实际效果并不尽理想。例如，药品零差率，（可能会）存在（药品）招标和实际采购价格不一的现象，如招标价 20 元左右，实际采购时可能是 100 多元。又如，老百姓在药店全自费买的药可能会比医疗保险报销后自付更低，这听起来似乎不可能，但这些现象实际上是存在过的。在我国医药卫生体制改革进入深水区后，深层次的矛盾开始逐步显露出来，“三医”之间的利益博弈也会愈演愈烈。

第11章 政策建议

11.1 突破县域“医改”政策瓶颈

11.1.1 加强顶层设计，优化资源布局

事实上，每一项医疗保险政策在设计初期就应该考虑其合理性与可行性等问题，而判断其是否合理可行应在听取学术界专家意见的同时，更多地听取基层医疗保障部门长期实践工作者的意见和建议。从整个国家医疗保障全局出发来说，基本医疗保险政策要做到全国范围的统一，尽管各地间会由于社会、经济、人口发展情况不同而产生一些差异，但是总体的情况还是应该统一的。基本医疗保障政策的顶层设计不应仅停留在地级市，而应该更多地深入基层、县级市，从基层医疗保障部门的角度来深入思考每一项医疗保险政策实施后的政策效应和实施效果。

加强基本医疗保障政策的顶层设计，政府应集中医药卫生体制改革相关行政资源，加强相关部门的分工协作，密集地研究出台系列政策措施，使之形成政策合力和冲力。以问题为导向，相关政策应及时到位，具体指导性细则应紧随其后，不能拖得时间过长，各部门年初出一招，年末出一招，总是补漏洞却总是补不完，让基层医疗保障部门在等待中无所适从，甚至承担不应该的改革成本，这严重消磨了基层医疗保障部门的改革锐气。

同时，各部门应站在全局角度将提高全民健康水平、实现健康中国 2030 战略作为共同目标。各部门出台的政策要相互衔接，优化“三医”资源布局，合理配置医药资源，进一步提高基本医疗保险统筹层次，逐步把“医”“保”“药”政策彼此衔接沟通做到常态化，避免政策无法落地或者政策效应互相抵消。从医疗费用合理控制角度来看，近些年来医疗保障部门改革医疗保险费用的支付方式，重心开始从后付制逐步向预付制转移，但最终能否合理控制医疗费用关键在于医患双方。

其中，能否合理控制医疗费用的主动权在于医疗方和医药方，更主要在于医疗方，即所谓的“管住医生的手”。医疗卫生服务行业是专业技术性很强的行业，同时由于存在患者个体差异、病情一旦延误可能危及生命等情况，所以本质上医疗服务行为和医疗服务过程是很难监督的。各地在各个时期均对医疗服务行为和

医疗服务过程进行了有益的探索。例如，江苏省镇江市在城镇职工基本医疗保险制度改革之初，采取了聘用已退休的医生对定点医院的住院费用清单进行抽查等措施；在城镇职工基本医疗保险制度全面建立后，积极尝试建立医师诚信体系等。这些措施均是希望“管住医生的手”，从而合理控制医疗费用。

长期以来，我国优质医疗卫生资源在地区间、城乡间的配置不均衡。同时，数十年间分级诊疗系统的名存实亡、医疗服务机构的无序恶性竞争等，均导致大医院对患者的“虹吸效应”越来越明显。尽管新医改后基层医疗卫生服务机构得到了规范化建设并取得了长足的发展，人民群众对基层医疗服务机构的信任度已大为改观，然而基层医疗服务机构高水平医务人员缺乏的问题仍然突出，本应双向转诊的分级诊疗体系变成以单向转诊为主的“向上转诊”。“管住病人的腿”说起来容易，实施起来实则很难。若想从根本上解决问题，则必须加强医药卫生体制改革的顶层设计，优化优质医疗卫生资源的布局。

11.1.2　协调各方利益，“三医”联而有动

长期以来，“三医”均已形成相对稳定的利益格局。随着医药卫生体制改革的深入和“健康中国”国家发展战略的推进，“三医”各项工作开始持续稳定地朝着规范化方向发展。特别是 2018 年国家医疗保障局成立后，国家医疗保障局在医疗保障制度设计、标准化建设、科学控费、欺诈骗保等方面均取得了重要进展。

在医药卫生体制改革进入深水区的今天，从宏观层面来看，“三医”的利益实际上已经捆绑在一起，均是为人民健康服务、实现“健康中国”国家发展战略。但是，在微观层面上，“三医”又各有自己的利益争夺点。例如，医疗保障方希望在提高全民健康水平和健康公平性的基础上实现医药费用可控，确保医疗保险基金均衡、可持续发展；而医疗方和医药方已经大踏步地推进了市场化改革，面对激烈的市场竞争，追逐利润最大化依然是其维系自身可持续发展和确保其市场竞争力的重要手段。

在激烈的市场竞争环境下，要医疗方和医药方完全放弃利润追逐是不可能的。医疗方和医药方没有实现高质量发展，必然会影响“健康中国”国家发展战略的推进进程。如何理顺公立医疗卫生服务机构的补偿机制，如何设定医药卫生相关机构和企业合理的利润空间，如何给予医务工作者和相关从业人员既满意又合理的薪酬水平，等等，只有解决了当前这些关键问题，市场主体才会做出符合自身长期利益的决策，才能让医疗方和医药方都实现高质量可持续发展。

同时，政府应考虑适当参与药品服务市场。例如，对于价格低廉、成本效益高、安全性好但利润微薄的药品，制药企业不愿意生产而老百姓常用的必需药品，

相关政府部门可考虑设立公办制药企业进行托底。此外，对于漫天要价、表里不一、市场垄断的制药企业除了惩罚措施外，应采取措施鼓励多方参与竞争，激发药品服务的市场活力。

深化“三医”联动，必须加强对“三医”联动工作的集中统一领导，协调好各利益相关者间的博弈，必须建立完善的协调机制，从而充分调动各方积极性，特别是医疗和医药两方利益集团。有关部门应率先拿出方案，出台政策，发挥牵引作用，带动其他改革向纵深推进。对医药资源布局与配置要有部署、有检查、有评估、有处理。坚持以问题为导向，抓住主要矛盾，在统一思想认识的基础上，围绕“补短板”“建机制”的突出问题，在实践中不断创新探索，不断总结修正，发现问题及时沟通协商予以解决，实现“三医”联而有动，彼此支持，营造推动良性“三医”联动的氛围。

11.2 构建县域卫生健康共同体

11.2.1 新时代推动县域卫生事业高质量发展

没有全民健康，就没有全民小康。新时代党的卫生健康工作方针是“以基层为重点，以改革创新为动力，预防为主，中西医并重，将健康融入所有政策，人民共建共享”[76]。全民健康是健康中国建设的根本目的，也是新时代县域卫生事业高质量发展的目标。这要求县域卫生事业发展应立足全人群和全生命周期两个着力点，为居民提供公平、可及、系统、连续的健康服务。

高质量发展是为了更好满足人民日益增长的美好生活需要;县域卫生事业高质量发展是为了实现更高水平的全民健康。如今，我国已步入全面建成小康社会和“十四五”规划时期，为不断满足人民群众全生命周期卫生服务的需要，应进一步深化县域医药卫生改革，整体提升基层医疗服务水平，提高基层医疗服务质量。

基层医疗卫生服务是区域医疗卫生服务的基本单元，承担公共卫生和医疗服务等职能，也是落实“分级诊疗”制度的关键。应进一步落实政府对乡镇卫生院、村卫生室等基层医疗卫生机构的财政投入责任，推动县域优质医疗资源扩容下沉，全面提高基层公共卫生、全科、中医等医疗服务水平。同时，县域内基本医疗卫生资源按常住人口和服务半径合理布局，进一步加强乡镇卫生院、村卫生室的规范化建设，着力解决县域医疗卫生资源发展不平衡和不协调问题[77]。

进一步夯实基本公共卫生服务均等化，全面提升县域内公共卫生服务水平。应继续加强县域疾病预防控制机构和基层公共卫生服务体系建设，在县域建立健全医防协同机制，坚持以预防为主的发展理念，在国家基本公共卫生服务项目的基础上，不断丰富和拓展公共卫生服务内容，提高公共卫生服务水平，使县域内居民享有均等化的基本公共卫生服务，并做好流动人口基本公共卫生服务均等化工作。

以人民健康为中心，建设优质高效整合型医疗卫生服务体系，切实把保障人民健康放在优先发展的战略位置，把健康融入经济社会发展各项政策中，继续推进县域医疗服务共同体建设。同时，以县域内医疗卫生服务体系整合为路径，以体制机制改革为保障，以信息化为支撑等，编制县域医疗卫生服务体系规划，提供全方位、全生命周期的医疗卫生健康服务和医疗保障能力。此外，应以深化县域医疗卫生体制改革为抓手，构建“基层首诊、双向转诊、急慢分治、上下联动”分级诊疗格局，加快区域医疗中心和县域医共体建设，做好中医药振兴发展、乡村医生队伍建设、“互联网+医疗健康”等重点工作。

11.2.2　积极谋划县域医药卫生事业改革布局

2016 年，国务院印发的《“十三五”深化医药卫生体制改革规划》（国发〔2016〕78 号）中明确指出要坚持医疗、医保、医药联动改革。2020 年，中共中央、国务院印发的《关于深化医疗保障制度改革的意见》指出坚持系统集成、协同高效，增强医保、医疗、医药联动改革的整体性、系统性、协同性，保障群众获得高质量、有效率、能负担的医药服务。2021 年，国务院办公厅《关于印发“十四五”全民医疗保障规划的通知》（国办发〔2021〕36 号）中明确指出医疗保障和医药服务高质量协同发展，医保支付机制更加管用高效，以市场为主导的医药价格和采购机制更加完善，医疗服务价格调整更加灵敏有度。因此，新时代继续深化县域医药卫生事业改革，应合理谋划改革布局，坚持医疗、医保、医药“三医联动”并融合创新、协同发展。

“三医联动”先要实现多层次医疗保障体系中各层次之间的共同发展和协同发力，形成协调一致的需求方，继而引领和推动好医疗与医药的供给侧结构性改革。在县域医疗保障制度改革中，应以城乡医疗保险制度改革为切入点，带动医疗机构和医药体系协同改革。

首先，推动县域医疗保障制度高质量发展，进一步完善以基本医疗保险制度为主体、其他多种形式保险和商业健康保险为补充的多层次医疗保障体系。继续推进医保经办管理规范化建设，进一步建立健全门诊统筹和重特大疾病医疗保障机制，加强基本医疗保险制度、商业健康保险、医疗救助等各层次保险间的有效衔接。同时，进一步深化基本医疗保险制度相关支付方式改革，完善基本医疗保险药品目录动态调整机制，规范定点医药机构协议管理，加强医保基金预算管理和风险预警，进一步增强对医药体系良性发展的引导和调控作用。

其次，建立健全现代公立医院管理制度，坚持公益性与医院经营效益相结合，全面深化县级公立医院综合改革。县级公立医院是县域内医疗卫生服务体系的龙头和区域医疗服务体系承上启下的中枢，推动县级公立医院的高质量发展是“十四五”时期深化医药卫生体制改革的重要内容。应根据实际情况制定县级公立医院高质量发展的顶层设计，加快数字健康基础设施建设，推进健康医疗大数据体系建设，扩大优质医疗资源辐射覆盖范围，满足群众就近享有高水平医疗服务的需求。同时，应完善县级公立医院补偿机制，破除“以药养医”，合理分配医院收入结构，完善医院人事管理制度，建立绩效考核长效机制，创新医务人员评价机制等，提高医务人员积极性，吸引优秀医务人员和医疗资源下沉。

最后，完善县域内药品供应保障制度。应推进县级公立医疗机构药品采购制度改革，建立公立医疗机构药品采购目录，推进药品和高值医用耗材集中带量采购工作常态化。同时，建立相应的药品短缺监测预警，以保障公立医疗机构药品供应，并加强乡镇卫生院、村卫生室常见药品供应及特殊药品管理。同步推动医疗服务价格调整和医务人员薪酬制度改革，提高改革的整体性和协同性。发挥基本医疗保险制度的战略性购买作用，进一步深化改革基本医疗保险制度相关支付方式改革，加强药品质量和数量监管，实现各类型药品的可获得性与可负担性。

11.2.3 勇于探索和构建县域卫生健康共同体

2020年3月，习近平主席就法国发生新型冠状病毒肺炎疫情向法国总统马克龙致慰问电时，首次提出人类卫生健康共同体的崭新倡议①，进一步表达了中国携手国际社会联合抗击新型冠状病毒肺炎疫情的重要主张，进一步丰富、完善了人类命运共同体理念的内涵。2020年5月18日，习近平主席在第73届世界卫生大会视频会议开幕式上致辞，他呼吁，“让我们携起手来，共同佑护各国人民生命和健康，共同佑护人类共同的地球家园，共同构建人类卫生健康共同体”②。2020年11月10日，习近平主席在上海合作组织成员国元首理事会第二十次会议上发表重要讲话，首次在上海合作组织组织框架内提出构建卫生健康共同体、安全共同体、发展共同体、人文共同体的重大倡议③。2021年9月3日，

① 《打造人类卫生健康共同体的时代价值》，http://theory.people.com.cn/n1/2020/0327/c40531-31651299.html[2021-01-31]。

② 《习近平在第73届世界卫生大会视频会议开幕式上致辞》，http://www.xinhuanet.com/politics/leaders/2020-05/18/c_1126001626.htm[2021-01-31]。

③ 《习近平在上海合作组织成员国元首理事会第二十次会议上的讲话（全文）》，http://www.xinhuanet.com/politics/leaders/2020-11/10/c_1126723118.htm[2021-01-31]。

习近平主席应邀以视频方式出席第六届东方经济论坛全会开幕式并致辞，他指出，要“推动构建人类卫生健康共同体”①。

新型冠状病毒肺炎疫情让全球各国更加充分地认识到，人类就是命运共同体，也是卫生健康共同体。构建人类卫生健康共同体是在新型冠状病毒肺炎疫情大流行背景下提出的重大倡议，覆盖全球和全人类，强调机制化建设和全球公共卫生治理。面对来势汹汹的世纪疫情，推动构建人类卫生健康共同体，是中国结合自身抗疫成功经验提出的综合方案，背后更蕴含着中华文明数千年的智慧积淀。习近平主席提出的构建人类卫生健康共同体①为全球携手抗击新型冠状病毒肺炎疫情、公共卫生治理提出了新主张和新理念，为进一步深化全球及我国医药卫生体制改革指明了方向。

近年来，县域医疗卫生共同体（简称“医共体”）建设作为落实分级诊疗制度、提高县域医疗卫生服务能力的重要举措，提高了县域医疗卫生资源配置和使用效率，提升了基层医疗卫生服务能力并在一定程度上推动了分级诊疗制度重构。2019 年 5 月，国家卫生健康委员会、国家中医药管理局共同发布了《关于推进紧密型县域医疗卫生共同体建设的通知》（国卫基层函〔2019〕121 号）和《关于开展紧密型县域医疗卫生共同体建设试点的指导方案》制定了紧密型县域医疗卫生共同体的建设路径。2019 年 8 月 29 日，根据国家卫生健康委员会、国家中医药管理局《关于推进紧密型县域医疗卫生共同体建设的通知》（国卫基层函〔2019〕121 号）的有关要求，经各县（市、区）自愿申请、地市级和省级卫生健康行政部门及中医药主管部门审核同意，确定山西省、浙江省为紧密型县域医疗卫生共同体建设试点省，北京市西城区等 567 个区（县）为紧密型县域医疗卫生共同体建设试点县。从我国县域医疗卫生共同体建设初步探索经验来看，还有以下几个方面需要继续加强。

首先是重构县域分级诊疗制度，推进县域医疗卫生共同体资源整合。以县域医疗卫生共同体建设为抓手实现优质资源共享，发挥县级医院的纽带和龙头作用，形成县乡村三级医疗卫生机构分工协作机制，构建三级联动的县域医疗卫生服务体系。对医疗卫生共同体建设相关医保、药品、价格、人事等积极开展多部门协同合作，同时加强上下联动，明确各级政府和相关职能部门在县域医疗卫生共同体建设中的定位和分工。此外，借助基本医疗保险制度相关支付方式改革推进分级诊疗制度建设，探索针对医疗卫生共同体的预付制、打包支付等多种复合支付方式，激励县域医疗卫生共同体内部形成利益共同体，优化县域整体医疗卫生服务水平。

---

①《习近平出席第六届东方经济论坛全会开幕式并致辞》，http://politics.people.com.cn/n1/2021/0903/c1024-32216991.html[2021-01-31]。

其次是推进县域医疗卫生信息数字化建设，提升基层医疗机构信息化水平。加大县乡级医疗卫生机构信息化建设投入，以“互联网+医疗健康”为载体，搭建远程医疗平台，统一医疗卫生共同体信息管理平台，推进医疗卫生信息共享，提高县域医疗卫生共同体的协同服务水平。同时，加强医疗卫生共同体内相关医院的标准化与信息化建设，推进基本医疗保险智能审核系统建设，落实医疗保险基金全过程监管，全面提升县域医疗卫生共同体的整体服务质量。

最后是加强县域卫生人才队伍建设，推进人事管理制度改革。对县域医疗卫生共同体现有医务人员进行有效整合，统一人员管理、物资调配、绩效考核等，建立紧密型医疗卫生服务团队。县域医疗卫生共同体应优先保障基层医疗卫生机构的用人需要，适当提高基层医疗卫生机构中、高级专业技术岗位比例，及时补充乡镇卫生院、村卫生室的家庭医生、全科医生和乡村医生队伍。加强基层医务人员激励考核机制，建立多劳多得、优绩优酬的分配机制等，提升县域医疗卫生共同体医务人员的薪酬待遇，引导优质资源下沉基层，提升医疗服务能力和质量。同时积极为县域医疗机构（特别是县级公立医院）引进高层次人才，吸引市级、省级医学专家下沉基层，进一步提升县域医疗卫生共同体医疗服务能力和水平。

县域卫生健康共同体的构建应贯彻以人民健康为中心的发展理念，以县域医疗卫生共同体为基础，进一步完善县域医疗卫生服务体系，深化县域医药卫生事业改革，深入开展县域三医联动，以基层为重点，以改革创新为动力，预防为主，中西医并重，将健康融入县域经济社会人口发展等所有政策，积极谋划县域医药卫生事业改革布局，积极推动县域卫生事业高质量发展。构建县域卫生健康共同体必须切实把保障人民健康放在优先发展的战略位置，牢固树立大卫生大健康的理念，科学合理谋划县域健康和医疗卫生发展改革布局，坚持融合创新、协同发展的道路，坚持系统集成、协同高效，增强医保、医疗、医药联动改革的整体性、系统性、协同性，让县域人民群众就近享有公平、可及、系统、连续、高质量、有效率、能负担的公共卫生和医药服务，其最终目标是为了实现更高水平的全民健康，更好满足人民日益增长的美好生活需要。

参 考 文 献

[1] 李玲. 新医改的进展和展望[C]//北京大学国家发展研究院. 2014年春季CMRC中国经济观察（总第37期）. 北京：北京大学国家发展研究院，2014：7.

[2] 赵云. “三医”联动改革的历史进程和发展动态[J]. 中国卫生事业管理，2017，34（12）：881-883，920.

[3] 国家医疗保障局. 2019 年全国医疗保障事业发展统计公报[EB/OL]. http://www.nhsa.gov.cn/art/2020/6/24/art_7_3268.html[2021-10-02].

[4] 国家医疗保障局. 2020 年全国医疗保障事业发展统计公报[EB/OL]. http://www.nhsa.gov.cn/art/2021/6/8/art_7_5232.html[2021-10-02].

[5] 国务院. 国务院关于印发卫生事业发展“十二五”规划的通知[EB/OL]. http://www.gov.cn/zwgk/2012-10/19/content_2246908.htm[2021-10-02].

[6] 李风华，周作翰，周志平. 县域发展[M]. 北京：世界图书出版公司，2013.

[7] 中国社会科学院语言研究所词典编辑室. 现代汉语词典[M]. 7 版. 北京：商务印书馆，2016.

[8] 国家统计局. 中国县（市）社会经济统计年鉴-2006[EB/OL]. http://www.stats.gov.cn/tjsj/tjcbw/200701/t20070105_44671.html[2021-10-13].

[9] 闫恩虎. 当前县域经济发展认识误区辨析[J]. 科学・经济・社会，2007，(3)：33-37，42.

[10] 刘光阳，李根. 国内县域经济研究 30 年之全景展示——基于 CNKI1985—2017 年数据的可视化分析[J]. 兰州学刊，2019，(7)：118-138.

[11] 李宝. 安徽省医药卫生体制改革问题研究[D]. 蚌埠：安徽财经大学，2021.

[12] 姚岚，熊先军. 医疗保障学[M]. 2 版. 北京：人民卫生出版社，2013.

[13] 何文炯. 医疗保障深化改革与健康保险加快发展[J]. 中国保险，2020，(3)：8-13.

[14] 中共中央，国务院. 关于深化医疗保障制度改革的意见[EB/OL]. http://www.gov.cn/zhengce/2020-03/05/content_5487407.htm[2021-10-13].

[15] 彭金冶，杜忠连. 走向服务政府：洛克有限政府理论及其启示[J]. 理论探讨，2020，(1)：50-55.

[16] Lee S，McBride S. Neo-Liberalism，State Power and Global Governance[M]. Netherlands：Springer，2007.

[17] 萨缪尔森 PA，诺德豪斯 WD. 经济学[M]. 16 版. 萧琛，译. 北京：华夏出版社，1999.

[18] 刘佳丽，谢地. 西方公共产品理论回顾、反思与前瞻——兼论我国公共产品民营化与政府监管改革[J]. 河北经贸大学学报，2015，36（5）：11-17.

[19] 张铃枣. 服务型政府职能的马克思主义理论溯源[J]. 马克思主义与现实，2008，(5)：141-143.

[20] Jonas H. General system theory；a new approach to unity of science. 4. comment on general system theory[J]. Human Biology，1951，23（4）：328-335.

[21] Georgiou I. The ontological constitution of bounding-judging in the phenomenological

epistemology of von bertalanffy's general system theory[J]. Systemic Practice and Action Research，2000，13（3）：391-424.

[22] Bronfenbrenner U. Ecological system theory[M]. Greenwich：JAI Press，1989.

[23] 张颖. 基于协同理论的大病医疗救助与大病保险衔接优化研究[D]. 武汉：华中科技大学，2017.

[24] Beneke G，Schurink W，Roodt G. Towards a substantive theory of synergy[J]. SA Journal of Human Resource Management，2007，5（2）：9-19.

[25] 任苒，赵驰. 医疗卫生系统整合：医改顶层设计的新理念[J]. 医学与哲学（A），2013，34（9）：57-60.

[26] 叶俊. 我国基本医疗卫生制度改革研究[D]. 苏州：苏州大学，2016.

[27] 黄佳培. 江苏省县域医共体建设及趋势走向研究[D]. 苏州：苏州大学，2018.

[28] 吕国营. 如何看待新时代的三医联动——基于深化医疗保障制度改革的视角[J]. 中国医疗保险，2020，（7）：5-7.

[29] 孙弋涵，沈晓，徐一明. 基于整体性治理理论的县域医共体建设研究——以湖北省为例[J]. 卫生经济研究，2020，37（10）：24-26.

[30] 刘昭，孙志成，赵琨，等. 县域医共体模式下医保基金支付管理现状调查[J]. 中国医院管理，2021，41（8）：58-62.

[31] 张自宽. 对合作医疗早期历史情况的回顾[J]. 中国卫生经济，1992，（6）：21-23.

[32] 廖藏宜. 中国医保建制改革 70 年[J]. 中国人力资源社会保障，2019，（11）：28-31.

[33] 中华人民共和国中央人民政府. 中共中央 国务院关于进一步加强农村卫生工作的决定[EB/OL]. http://www.gov.cn/gongbao/content/2002/content_61818.htm[2021-09-06].

[34] 中华人民共和国中央人民政府. 国务院办公厅转发卫生部等部门关于建立新型农村合作医疗制度意见的通知[EB/OL]. http://www.gov.cn/zwgk/2005-08/12/content_21850.htm[2021-09-06].

[35] 中华人民共和国中央人民政府. 国务院关于整合城乡居民基本医疗保险制度的意见[EB/OL]. http://www.gov.cn/zhengce/content/2016-01/12/content_10582.htm[2021-09-06].

[36] 中华人民共和国中央人民政府. 中共中央国务院关于深化医药卫生体制改革的意见[EB/OL]. http://www.gov.cn/test/2009-04/08/content_1280069.htm[2021-09-20].

[37] 中华人民共和国中央人民政府. 国务院关于印发"十二五"期间深化医药卫生体制改革规划暨实施方案的通知[EB/OL]. http://www.gov.cn/zwgk/2012-03/21/content_2096671.htm [2021-10-10].

[38] 张茅. 县域医疗卫生改革发展的探索与实践[J]. 管理世界，2011，（2）：1-4，48.

[39] 中华人民共和国中央人民政府. 国务院办公厅印发关于县级公立医院综合改革试点意见的通知[EB/OL]. http://www.gov.cn/zwgk/2012-06/14/content_2161153.htm[2021-10-10].

[40] 吴菲，杨敬，张乐鸣，等. 县级医院如何去除"以药养医"顽疾？[J]. 中国医院院长，2012（5）：56-59.

[41] 杨敬. 开启公立医院改革的破冰之旅——浙江省开展县级公立医院综合改革探索和思考[J]. 卫生经济研究，2012，（5）：3-7.

[42] 中华人民共和国中央人民政府. 国务院办公厅关于全面推开县级公立医院综合改革的实施意见[EB/OL]. http://www.gov.cn/zhengce/content/2015-05/08/content_9710.htm[2021-10-10].

[43] 王晶. 奖励与惩罚机制下的地方医疗卫生服务改革——对县域医疗卫生服务改革的研究[J].

河北学刊，2016，36（2）：188-193.

[44] 程跃华，刘子锋，王宇. 我国医联体构建模式分析及政策建议[J]. 医学与法学，2015，7（5）：67-69.

[45] 王文婷，陈任，马颖，等. 分级医疗背景下的安徽县域医疗服务共同体实施路径[J]. 中国卫生资源，2016，19（6）：470-474.

[46] 辛越，李建涛，原效国，等. 山西省县域医疗卫生综合改革背景下基本公共卫生服务整合研究[J]. 中国卫生事业管理，2019，36（6）：401-405.

[47] 中华人民共和国中央人民政府. 国务院办公厅关于推进医疗联合体建设和发展的指导意见[EB/OL]. http://www.gov.cn/zhengce/content/2017-04/26/content_5189071.htm[2021-10-10].

[48] 中华人民共和国国家卫生健康委员会. 关于推进紧密型县域医疗卫生共同体建设的通知[EB/OL]. http://www.nhc.gov.cn/jws/s3580/201905/833cd709c8d346d79dcd774fe81f9d83.shtml[2021-10-10].

[49] 孙华君，刘昭，申斗，等. 县域医共体改革进展情况分析及政策建议——基于 2019 年 200 家县级医院的调研[J]. 中国卫生政策研究，2020，13（9）：34-39.

[50] Goetz S J，Debertin D L. Rural-urban locational choices of medical doctors：a county-level analysis[J]. Review of Agricultural Economics，1996，18（4）：547-563.

[51] Savla J，Bivens L R，Roberto K A，et al. Where you age matters：individual-and county-level predictors of formal and informal care in rural appalachia[J]. Journal of Aging and Health，2019，31（5）：837-860.

[52] Knolle L L，Mcdermott R J，Ritzel D O. Knowledge of access to and use of the emergency medical services system in a rural Illinois county[J]. American Journal of Preventive Medicine，1989，5（3）：164-169.

[53] Mejía-Guevara I，Hill K，Subramanian S V，et al. Service availability and association between mutuelles and medical care usage for under-five children in rural Rwanda：a statistical analysis with repeated cross-sectional data[J]. BMJ Open，2015，5（9）：e008814.

[54] Sunha C. How does satisfaction with medical care differ by citizenship and nativity status？a county-level multilevel analysis[J]. Gerontologist，2015，55（5）：735-747.

[55] Seymour C W，Alotaik O，Wallace D J，et al. County-level effects of prehospital regionalization of critically ill patients[J]. Critical Care Medicine，2015，43（9）：1807-1815.

[56] Chang M H，Beckles G L，Moonesinghe R，et al. County-level socioeconomic disparities in use of medical services for management of infections by medicare beneficiaries with diabetes-United States，2012[J]. Journal of Public Health Management & Practice，2019，25（4）：E44-E54.

[57] Kim K. County context and mental health service utilization by older hispanics[J]. Gerontologist，2019，59（3）：456-464.

[58] Kim K，Lehning A J，Sacco P. The role of county characteristics in mental health service use by older African Americans[J]. Psychiatric Services，2020，71（5）：465-471.

[59] 车莲鸿. 浅析县域基本医疗保障管理体制[J]. 中国卫生事业管理，2008，（3）：169-170，175.

[60] 唐昌敏，方鹏骞. 陕西省榆林地区县域基本医疗保障创新机制分析：以新型农村合作医疗

为例[J]. 中国卫生质量管理，2013，20（2）：1-6.

[61] 于长永. 农民对新型农村合作医疗的福利认同及其影响因素[J]. 中国农村经济，2012，（4）：76-86.

[62] 方黎明. 新型农村合作医疗和农村医疗救助制度对农村贫困居民就医经济负担的影响[J]. 中国农村观察，2013，（2）：80-92.

[63] 崔凤，赵俊亭. 参合农民对新型农村合作医疗的满意度分析——对山东省广饶县乐安街道的调研[J]. 人口学刊，2015，37（2）：57-67.

[64] 黄国武，仇雨临. 县级公立医院供给侧结构性改革研究——以成都市为例[J]. 社会保障研究，2018，（1）：50-57.

[65] 张福来，饶江红，石丹，等. 我国县级公立医院改革的进展、挑战和对策[J]. 卫生经济研究，2017，（2）：27-30.

[66] 刘梦灵，王冬. 某省县级公立医院药品耗材零加成政策实施效果评价[J]. 中国医院管理，2021，41（4）：15-19.

[67] 章维青，叶青，林远巨，等. 县域医疗服务共同体的实践路径探索——以仙居县为例[J]. 卫生经济研究，2018，（12）：14-16.

[68] 戴悦，郑振佺，林燕羡，等. 基于协同治理的县域医疗卫生服务体系整合模式研究——以福建省建阳“三体一盟”为例[J]. 中国医院管理，2019，39（8）：8-10.

[69] 陈央央，刘颖，朱贤呈，等. 浙江省县域医疗服务共同体发展现状及展望[J]. 中国全科医学，2020，23（6）：703-706.

[70] 王文婷，胡志，乐燕娜，等. 我国县域医共体研究热点和变化趋势分析[J]. 中国农村卫生事业管理，2020，40（8）：568-573.

[71] 曹梅. 宜兴市区域卫生信息化建设规划[J]. 中国管理信息化，2015，18（9）：237-238.

[72] 王骊，袁俊. 宜兴市村级医疗卫生人才队伍现状分析[J]. 江苏卫生保健，2013，15（2）：40-41.

[73] 周光明，陈家应. 宜兴市社区卫生服务现状和政策建议[J]. 江苏卫生事业管理，2010，21（5）：26-28.

[74] 张雪琴. 宜兴市社区卫生服务机构的现状与对策[J]. 社区医学杂志，2011，9（23）：4-5.

[75] 吴乐如，陈志敏，周昆，等. 宜兴市丁山农村社区健康教育的实践[J]. 江苏卫生保健，2005，7（4）：12.

[76] 中华人民共和国中央人民政府. 中共中央 国务院印发《“健康中国2030”规划纲要》[EB/OL]. http://www.gov.cn/gongbao/content/2016/content_5133024.htm[2021-10-13].

[77] 中华人民共和国国家发展和改革委员会. 关于印发《“十四五”优质高效医疗卫生服务体系建设实施方案》的通知[EB/OL]. https://www.ndrc.gov.cn/xxgk/zcfb/tz/202107/t20210701_1285212.html[2021-10-13].

附录　现场调查问卷及访谈提纲

宜兴市医疗保障局调研

一、调研目的

了解宜兴市医疗保险发展现状，分析医保与医疗、医药协同发展情况，分为访谈提纲和机构调查表两部分。

二、访谈提纲

1. 您的姓名________。
2. 您的职务________。
3. 您从事医疗保险管理工作______年了。
4. 目前宜兴市采用的医保支付方式有哪些？和无锡市市区的医保支付方式是否相同？若不同，具体有哪些不同？
5. 本地医保管理机制改革有哪些创新（如经办机构整合、风险分担机制、激励约束机制等），具体思路是什么？目前的进展、取得的效果如何？
6. 医保支付制度改革到目前为止遇到过什么问题，是如何解决的？在医保基金综合监管方面，医保机构采取了哪些措施（如建立了智慧医疗系统监测系统）？取得的效果如何？存在哪些问题？
7. 医保机构对参保者骗保和欺诈行为采取了哪些监管措施？预防措施有哪些？事中有什么措施？违规处理措施有哪些？
8. 医保机构对医生医疗行为采取了哪些监管措施？预防措施有哪些？事中有什么措施？违规处理措施有哪些？
9. 药品零差率政策的实施现状及效果如何？药品零差率对本地医保基金带来了哪些影响？遇到了哪些问题？医保机构采取了什么措施？
10. 国家谈判药品在本地落实现状（如采购使用情况）如何？对本地医保基金有何影响（如药品质量及效果、药品费用变化情况）？存在哪些问题？造成这些问题的原因是什么？

三、机构调查表

表 1　城镇职工和城乡居民参保人数　（单位：人）

年份	城镇职工医保参保人数	城乡居民医保参保人数
2012		
2013		
2014		
2015		
2016		
2017		
2018		

（一）城镇职工医保调查表

表 2　2012～2018 年宜兴市城镇职工医保基金收支情况　（单位：万元）

年份	系统收入			系统支出			结余		
	个账	统筹	合计	个账	统筹	合计	个账	统筹	合计
2012									
2013									
2014									
2015									
2016									
2017									
2018									

表 3　2012～2018 年宜兴市城镇职工医保基金支出构成情况

年份	普通门诊		门诊特殊病种		住院统筹			统筹拨付大病商保	
	费用/万元	占比	费用/万元	占比	本地住院/万元	异地安置住院/万元	转外就医住院/万元	费用/万元	占比
2012									
2013									
2014									
2015									
2016									
2017									
2018									

表 4　2012～2018 年宜兴市城镇职工医保住院病人流向及补偿（本地住院）

年份	一级医院			二级医院			三级医院		
	住院人次	统筹基金支出/万元	住院总费用/万元	住院人次	统筹基金支出/万元	住院总费用/万元	住院人次	统筹基金支出/万元	住院总费用/万元
2012									
2013									
2014									
2015									
2016									
2017									
2018									

表 5　2012～2018 年宜兴市城镇职工医保住院病人流向及补偿情况（本地住院）

年份	一级医院			二级医院			三级医院		
	门诊费用/万元	住院费用/万元	药占比	门诊费用/万元	住院费用/万元	药占比	门诊费用/万元	住院费用/万元	药占比
2012									
2013									
2014									
2015									
2016									
2017									
2018									

表 6　2012～2018 年宜兴市城镇职工医保住院病人流向及补偿情况（异地住院）

年份	转外就医			异地安置		
	住院人次	统筹基金支出/万元	住院总费用/万元	住院人次	统筹基金支出/万元	住院总费用/万元
2012						
2013						
2014						
2015						
2016						
2017						
2018						

表 7　2012～2018 年宜兴市城镇职工医保监管：违规行为发生情况（单位：起）

年份	参保人骗保事件数	医生医疗行为违规事件
2012		
2013		
2014		
2015		
2016		
2017		
2018		

（二）城镇居民医保调查表

表 8　2012～2018 年宜兴市城镇居民医保基金收支情况　（单位：万元）

年份	系统收入			系统支出			结余		
	个账	统筹	合计	个账	统筹	合计	个账	统筹	合计
2012									
2013									
2014									
2015									
2016									
2017									
2018									

表 9　2012～2018 年宜兴市城镇居民医保基金支出构成情况

年份	普通门诊		门诊特殊病种		住院统筹			统筹拨付大病商保	
	费用/万元	占比	费用/万元	占比	本地住院/万元	异地安置住院/万元	转外就医住院/万元	费用/万元	占比
2012									
2013									
2014									
2015									
2016									
2017									
2018									

表 10　2012～2018 年宜兴市城镇居民医保住院病人流向及补偿（本地住院）

年份	一级医院			二级医院			三级医院		
	住院人次	统筹基金支出/万元	住院总费用/万元	住院人次	统筹基金支出/万元	住院总费用/万元	住院人次	统筹基金支出/万元	住院总费用/万元
2012									
2013									
2014									
2015									
2016									
2017									
2018									

表 11　2012～2018 年宜兴市城镇居民医保住院病人流向及补偿情况（本地住院）

年份	一级医院			二级医院			三级医院		
	门诊费用/万元	住院费用/万元	药占比	门诊费用/万元	住院费用/万元	药占比	门诊费用/万元	住院费用/万元	药占比
2012									
2013									
2014									
2015									
2016									
2017									
2018									

表 12　2012～2018 年宜兴市城镇居民医保住院病人流向及补偿情况（异地住院）

年份	转外就医			异地安置		
	住院人次	统筹基金支出/万元	住院总费用/万元	住院人次	统筹基金支出/万元	住院总费用/万元
2012						
2013						
2014						
2015						
2016						
2017						
2018						

表 13　2012～2018 年宜兴市城镇居民医保监管：违规行为发生情况（单位：起）

年份	参保人骗保事件数	医生医疗行为违规事件
2012		
2013		
2014		
2015		
2016		
2017		
2018		

宜兴市人民医院调研

一、调研目的

了解宜兴市人民医院的发展现状，分析该医疗机构与医保、医药协同发展情况，总结宜兴市人民医院实践经验。

二、访谈提纲

1. 您的姓名________。
2. 您的职务________。
3. 您在该医院从事医院管理工作______年了。
4. 医保支付改革对贵院经营管理有无影响？若有影响，贵院采取了哪些措施应对？
5. 请您谈谈对医保基金监管的认识。
6. 您觉得医保基金监管对医院管理是否造成了影响？若是，主要体现在哪些方面？
7. 请问药品零差率政策在贵院是何时实施、如何实施的？
8. 药品零差率政策对贵院经济运行有哪些影响？
9. 药品零差率政策实施对贵院内部治理有何影响？
10. 贵院在药品零差率政策实施过程中遇到了哪些问题？原因是什么？
11. 国家谈判药品在贵院的采用及使用情况。
12. 国家谈判药品对贵院医药运行有何影响？
13. 宜兴市医疗保障局对国家谈判药品在医保基金支付方面有哪些配套措施？

14. 贵院现代医院管理制度法人治理机制与结构如何？

15. 实施公立医院综合改革后，贵院在人事薪酬制度和财务制度分别采取了哪些配套措施？

16. 宜兴市医联体建设是如何进行的？建设现状如何？遇到了哪些问题？

17. 您认为县域医联体发展的前景如何？服务能力如何？

三、机构调查表

表 14　2018 年宜兴市人民医院职工基本情况　（单位：人）

项目	类别	数量
职工人数	医护人员数	
	医技人员数	
	行政人员数	
	合计	

注：医护人员指医生和护士

表 15　2018 年宜兴市人民医院专业技术人员情况　（单位：人）

项目	职称级别	数量
专业技术人员	高级职称	
	中级职称	
	初级职称	

注：高级、中级和初级职称指本院获得高级、中级和初级职称的所有人

表 16　2012～2018 年宜兴市人民医院医疗费用基本情况

年份	门诊		住院	
	人次	医疗费用/万元	人次	医疗费用/万元
2012				
2013				
2014				
2015				
2016				
2017				
2018				

表 17　2012～2018 年宜兴市人民医院医疗费用构成情况　（单位：万元）

年份	医疗总费用	检查费用	化验费用	治疗费用	材料费用	手术费用	药品费用
2012							
2013							
2014							
2015							
2016							
2017							
2018							

表 18　2012～2018 年宜兴市人民医院住院病人流向及补偿情况（本地住院）

年份	一级医院			二级医院			三级医院		
	门诊费用/万元	住院费用/万元	药占比	门诊费用/万元	住院费用/万元	药占比	门诊费用/万元	住院费用/万元	药占比
2012									
2013									
2014									
2015									
2016									
2017									
2018									

宜兴市区中心医院访谈内容及调查表

一、调研目的

了解宜兴市区中心医院的发展现状，分析宜兴市区中心医院与医保、医药协同发展情况，总结宜兴市区中心医院实践经验。

二、访谈提纲

1. 您的姓名________。
2. 您的职务________。
3. 您在该医院从事医院管理工作______年了。

4. 宜兴市医保支付改革对贵院经营管理有无影响？若有影响，医院采取了哪些措施应对？

5. 请问药品零差率政策在贵院是何时实施、如何实施的？

6. 药品零差率政策实施对贵院内部治理有何影响？

7. 贵院在药品零差率政策实施过程中遇到了哪些问题？原因是什么？

8. 国家谈判药品在贵院的采用及使用情况？国家谈判药品对贵院医药运行有何影响？

9. 目前贵院在人事薪酬制度和财务制度采取了哪些改革措施？

10. 县域医联体建设对贵院的发展产生了哪些影响？目前现状是什么？遇到了哪些问题？

11. 贵院的服务范围（或覆盖人群）？宜兴市关于宜兴市区中心医院建设有何要求？是否达到要求？

12. 贵院的收支状况如何？主要收入来源是什么？各自占比多少？贵院是否能维持正常经济运行？（若有政府补偿，您觉得政府补助是否补偿到位？）

13. 贵院职能科室设置情况如何？贵院的床位数是多少？贵院的配备仪器设备（固定资产等）有哪些？贵院是否能满足服务人群的需要？

14. 您认为县域医联体发展的前景如何？服务能力如何？

三、机构调查表

表 19　2018 年宜兴市区中心医院职工基本情况　　（单位：人）

项目	类别	数量
职工人数	医护人员数	
	医技人员数	
	行政人员数	
	合计	

注：医护人员指医生和护士

表 20　2018 年宜兴市区中心医院专业技术人员情况　　（单位：人）

项目	职称级别	数量
专业技术人员	高级职称	
	中级职称	
	初级职称	

注：高级、中级和初级职称指本院获得高级、中级和初级职称的所有人

表 21　2012～2018 年宜兴市区中心医院医疗费用基本情况

年份	门诊		住院	
	人次	医疗费用/万元	人次	医疗费用/万元
2012				
2013				
2014				
2015				
2016				
2017				
2018				

表 22　2012～2018 年宜兴市区中心医院医疗费用构成情况（单位：万元）

年份	医疗总费用	检查费用	化验费用	治疗费用	材料费用	手术费用	药品费用
2012							
2013							
2014							
2015							
2016							
2017							
2018							

宜兴市乡镇卫生院调研

一、调研目的

了解宜兴市乡镇卫生院发展现状，分析乡镇卫生院与医保、医药协同发展情况，总结宜兴市乡镇卫生院实践经验。

二、访谈提纲

1. 您的姓名________。
2. 您的职务________。

3. 您在该医院从事医院管理工作______年了。

4. 医保支付改革对贵院经营管理有无影响？若有影响，医院采取了哪些措施应对？

5. 请问药品零差率政策在贵院是何时实施、如何实施的？

6. 药品零差率政策实施对贵院内部治理有何影响？

7. 贵院在药品零差率政策实施过程中遇到了哪些问题？原因是什么？

8. 国家谈判药品在贵院的采用及使用情况如何？国家谈判药品对贵院医药运行有何影响？

9. 目前贵院在人事薪酬制度和财务制度采取了哪些改革措施？

10. 县域医联体建设对贵院的发展产生了哪些影响？目前状况如何？遇到了哪些问题？

11. 贵院的服务范围（或覆盖人群）是什么？宜兴市关于乡镇卫生院建设有何要求？是否达到要求？

12. 贵院的收支状况如何？主要收入来源是什么？各自占比多少？贵院是否能维持正常经济运行？（若有政府补偿，您觉得政府补助是否补偿到位？）

13. 贵院职能科室设置情况如何？贵院的床位数是多少？贵院的配备仪器设备（固定资产等）有哪些？贵院是否能满足服务人群的需要？

14. 您认为县域医联体发展的前景如何？服务能力如何？

三、机构调查表

表 23　2018 年乡镇卫生院职工基本情况　　（单位：人）

项目	类别	数量
职工人数	医护人员数	
	医技人员数	
	行政人员数	
	合计	

注：医护人员指医生和护士

表 24　2018 年乡镇卫生院专业技术人员情况　　（单位：人）

项目	职称级别	数量
专业技术人员	高级职称	
	中级职称	
	初级职称	

注：高级、中级和初级职称指本院获得高级、中级和初级职称的所有人

表 25　2012～2018 年乡镇卫生院医疗费用基本情况

年份	门诊		住院	
	人次	医疗费用/万元	人次	医疗费用/万元
2012				
2013				
2014				
2015				
2016				
2017				
2018				

表 26　2012～2018 年乡镇卫生院医疗费用构成情况　（单位：万元）

年份	医疗总费用	检查费用	化验费用	治疗费用	材料费用	手术费用	药品费用
2012							
2013							
2014							
2015							
2016							
2017							
2018							

后　记

代宝珍教授研究团队长期从事医疗保障、老年健康、医药卫生改革等公共健康政策与管理领域相关研究。

本书在撰写过程中得到了国内外医疗保障、医药卫生改革等研究领域相关专家的支持和帮助。同时，硕士研究生张轩霆、刘欢、欧文慧、马月霞等参与了相关研究工作，在此表示衷心的感谢！

本书相关研究及现场调研工作得到了宜兴市医疗保障局、宜兴市卫生健康委员会、宜兴市人民医院、宜兴市和桥医院等相关部门负责人的支持和协助，在此表示衷心的感谢！

在本书相关研究过程中，武汉大学毛宗福教授、西安交通大学毛瑛教授、中国人民大学李珍教授、昆山杜克大学汤胜蓝（Shenglan Tang）教授等国内外知名专家学者提出了宝贵的建议，在此表示衷心的感谢！

本书出版之际，衷心感谢相关政府部门、社会组织和个人对课题组研究工作的无私支持、指导和帮助！